本书获得北京市科委科研项目基金支持
项目编号：D121100004912002

北京协和医院老年医学科医生 告诉您

社区老年人
疾病预防及健康
管理手册

刘晓红 葛楠 主编

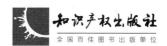

知识产权出版社
全国百佳图书出版单位

图书在版编目（CIP）数据

社区老年人疾病预防及健康管理手册 / 刘晓红，葛楠主编.
—北京：知识产权出版社，2014.10（2015.6重印）
ISBN 978-7-5130-3065-6

Ⅰ．①社… Ⅱ．①刘… ②葛… Ⅲ．①老年病－防治－手册
Ⅳ．① R592-62

中国版本图书馆 CIP 数据核字（2014）第 232263 号

内容提要

本书由北京协和医院老年医学科总结多年经验，针对社区老年居民及其家人
而编写，深入浅出地介绍了健康生活方式、健康管理、常见慢性疾病和老年综合
征的预防，以及居家安全等内容。本书介绍的方法可以现学现用，方便查阅，是
维护老年人健康的实用性手册。

责任编辑：段红梅　　　　　　　　　　责任校对：董志英
装帧设计：智兴设计室·索晓青　　　　责任出版：刘译文

社区老年人疾病预防及健康管理手册
刘晓红　葛楠　主编

出版发行：**知识产权出版社**有限责任公司	网　址：http://www.ipph.cn
社　址：北京市海淀区马甸南村 1 号	邮　编：100088
责编电话：010-82000860 转 8119	责编邮箱：duanhongmei@cnipr.com
发行电话：010-82000860 转 8101/8102	发行传真：010-82000893/82005070/82000270
印　刷：北京科信印刷有限公司	经　销：各大网上书店、新华书店及相关专业书店
开　本：880 mm×1230 mm 1/32	印　张：4.875
版　次：2014 年 10 月第 1 版	印　次：2015 年 6 月第 2 次印刷
字　数：100 千字	定　价：20.00 元

ISBN 978-7-5130-3065-6

本书编委会

主　　编：刘晓红　葛　楠

副 主 编：曲　璇

主　　审：金云峰

编写委员会成员：

葛　楠　曲　璇　王秋梅　康　琳　曾　平
（北京协和医院 老年医学科）

闫雪莲
（北京协和医院 药剂科）

高秋云
（青松居家康复护理服务机构）

陶晓春
（中国石油天然气集团公司中心医院 保健与老年医学科）

金　鑫
（大连市友谊医院 老年病科）

顾辨辨
（安徽省立医院 干部病房）

金云峰　李奋超
（北京和润国际健康管理中心）

统　　稿：葛　楠

前　言

我国已经进入了老龄化社会。尽管我国的人均期望寿命延长了，但是大约有 20 年是在病痛和功能依赖中度过的，约七成老人至少患有三种慢性疾病，空巢老人约占半数。保持老年人的健康、提高老年人的生活质量就变得越来越重要。

在养老方式中，居家养老成为主流，约占 90%。本书专为社区老年居民及其家人编写，深入浅出地介绍了健康生活方式、健康管理、常见慢性疾病和老年综合征的预防，以及居家安全等内容。本书介绍的方法可以现学现用，方便查阅，是维护老年人健康的实用性手册。

本书由北京协和医院老年医学科总结多年经验倾力编写而成。北京协和医院老年医学科是在美国中华医学基金会的支持下，与美国约翰·霍普金斯医学院老年医学科合作建立的，培养了一支老年医学多学科团队，是国内领先的老年医学科临床、教学和研究机构，曾出版了供医务人员参考的《老年医学速查手册》。

本书的出版得到了北京和润国际健康管理中心和乐普（北京）医疗器械股份有限公司的大力支持，在此表示衷心的感谢！

愿所有老年人都有一个健康幸福的晚年。

刘晓红　葛楠

2014 年 9 月 24 日

目 录

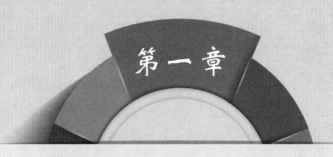

第一章

老年人常见疾病

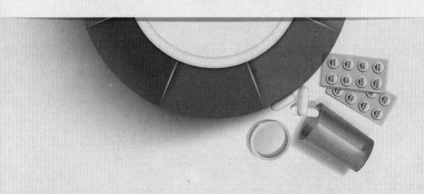

糖尿病

目前，我国糖尿病患者已近1亿，并且与"糖尿病"仅有一线之隔的"糖尿病前期"人群也有近1.5亿之多，中国已成为糖尿病第一大国。然而，我们对糖尿病及糖尿病并发症的认知率却很低，有约70%的糖尿病患者因没有得到及时确诊而贻误病情。

什么是糖尿病？

糖尿病是一组由于胰岛素分泌缺陷或胰岛素作用障碍所致的以高血糖为特征的代谢性疾病。简单地说，糖尿病是身体不能充分利用糖的一种疾病。

正常情况下，人体各个器官依靠"葡萄糖"提供的能量才能正常运转。如果我们把人体比作"汽车"，血糖犹如"汽油"，正常情况下，人体可自动双向调节血糖，从而使血糖（汽油）保持平衡。但是，"油箱"里的"油"（血糖）如果天天满箱，并且汽车（人体）又不运转，会导致其超过正常的限度，引起糖尿病的发生。

怎样觉察自己是否患了糖尿病?

"三多一少"是多数糖尿病患者的早期症状,即多饮、多尿、多食、体重减少。

如饥饿、口渴、小便次数增多,虽然饭量增加,可是体重却不断下降。如果出现这些症状时,应立即去看内分泌科医生,测试空腹血糖或餐后血糖值后再予以确诊。

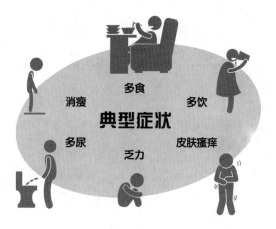

糖尿病的类型与病因

(1)1型糖尿病:人体胰岛素分泌缺乏

每顿饭后,胰岛素可以帮助机体把葡萄糖运送到不同的部位存储(肌肉、肝脏等),使血糖水平在合理的范围内;但如果天天加班,胰岛素累倒了,或者发生意外,从此就没有"搬运工",就可能引起血糖的升高。

1型糖尿病多发生于青少年，因胰岛素分泌缺乏，必须依赖外源性胰岛素补充来维持生命。

（2）2型糖尿病：机体对胰岛素不敏感

如果外界输入的葡萄糖继续增多，胰岛素天天加班也不能完成工作，或胰腺必须分泌更多的胰岛素到血液中才能进行正常的"搬运工作"，当胰腺被拖垮的时候，2型糖尿病便产生了。

2型糖尿病多见于中、老年人，比例约为95％。

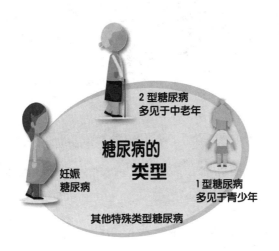

糖尿病有哪些危害？

糖尿病本身并不可怕，但糖尿病所导致的合并症却十分危险。如果血糖没有得到良好控制，会出现脑、心脏、神经、眼、肾脏等并发症，其后果往往是致残，严重者还会有生命危险。

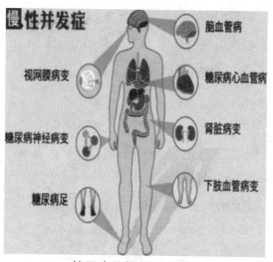

糖尿病的慢性并发症

糖尿病的高危人群

高危人群是糖尿病人的后备军，如不进行饮食控制、体育锻炼和心理调节，他们得糖尿病的机会要比其他人大得多。

（1）有糖尿病家族史的人群

糖尿病会遗传吗？答案是肯定的。无论是1型糖尿病，还是2型糖尿病都有明显的遗传倾向。但是，如果糖尿病患者的子女能够注意节食、减肥及运动，则不易发生糖尿病，否则就容易出现糖尿病。

（2）肥胖者，特别是腹部较突出者

特别是体重指数 (BMI) > 25 者，以及体型是向

心性肥胖的人群。肥胖者糖尿病患病率为非肥胖者的
3~5倍。

（3）曾有血糖升高的病史人群

体检时或无意中发现空腹血糖值高于正常，或有
妊娠期糖尿病的患者。

（4）缺少运动者

长期从事脑力劳动，缺乏运动的人群。

（5）高血压、高血脂及吸烟者

有高血压病史或血压高于140／90mmHg者；
有高脂血症的患者，但未饮食控制及药物治疗者；
长期吸烟的人群。

（6）膳食结构不合理者

高热量饮食结构，如：喜欢吃肉，蔬菜摄入少，
喜欢高热量饮料及零食的人群。

糖尿病的防治

糖尿病的治疗不是单一的治疗，而是综合的治疗。
目前，在糖尿病的防治策略上，主要从饮食干预、合理
运动、药物治疗、自我监测四个方面进行管理和治疗。

（1）饮食干预：合理的饮食结构

每位病人自确诊之日起，就应合理安排饮食：
膳食安排是糖尿病治疗过程中一项重要内容。根

据病人的标准体重和劳动强度，制定其每日所需的总热量。总热量中的 50％～ 55％ 应来自碳水化合物，主要由粮食提供；15％～ 20％ 由蛋白质提供；其余 25％～ 35％ 的热量应由脂肪提供，包括烹调油。

糖尿病病人宜少量多餐，可以减少餐后高血糖，有助于血糖的平稳控制。

尽量选用富含纤维素的谷类、菜类，少食脂肪多、胆固醇多的各种动物油脂、动物内脏、奶酪，避免食用含糖量过高的糖果、饮料和蜂蜜。零食也应算在总热量内。

（2）合理运动

对糖尿病患者来说，饮食治疗、体育锻炼同药物治疗一样，对于有效地控制血糖、稳定病情、减少并发症有着重要的意义。

适宜的运动可以使病人血糖下降，同时还可促进脂肪代谢，减少并发症。但要记住，运动要量力而行，循序渐进，持之以恒，避免激烈运动、空腹运动，如有急性感染应暂停运动。

一般每日运动一到三次，每次 20 ～ 30 分钟。

（3）药物治疗

何时进行药物治疗由医生根据患者的情况进行决定，并制订治疗方案。患者可就诊综合医院的内分泌科或老年科。

（4）自我监测

① 血糖监测：定期进行空腹血糖和餐后两小时血糖的监测，如果有任何不适症状，如饥饿感、心慌、出汗、胸闷、气短、头晕、头胀等，即可进行血糖的监测。

② 血脂检查：定期检查血脂，因为很多糖尿病患者许多并发症都是在高脂血症的基础上发展。因此，控制好血脂同样重要。

③ 眼底检查：糖尿病主要损害视网膜的微小血管，患者一旦有眼部自觉症状，往往已经错过治疗的最佳时间，所以建议应在半年至一年检查一次眼底。

④ 通过多种方式把血糖控制在正常范围内，减少其并发症。

（康琳）

高脂血症

在得知自己有冠心病、高血压时，不少人会紧张；但听说自己血脂高时，很多人都不当回事。

实际上，血脂异常是冠心病、心肌梗死和缺血性脑卒中等心脑血管病的重要危险因素。所以大家一定要重视血脂问题。

我国血脂异常人群已达到 1.6 亿，而血脂控制达标率仅为 26.5%。

高胆固醇血症通常没有任何症状，有的人即使知道自己的血脂高也不治疗，很多人直到发生心肌梗死或脑梗塞时，才发现自己有高胆固醇血症；还有些人在装上支架，或做了心脏搭桥手术后，才后悔为什么当初没有坚持降胆固醇治疗。

高血脂是双重"杀手"：冠心病和缺血性脑卒中增加

① 近几十年，中国人民终于告别了凭票吃鸡蛋和肉的年代，大家可以放开吃，高胆固醇的食物吃多了，而缺少运动，血脂的升高是缺血性心血管疾病增加的主要原因之一。

② 动脉把血液和氧气输送到身体的各个重要器官。如果身体内的"坏"胆固醇(低密度脂蛋白胆固醇)增加,再加上高血压、糖尿病、吸烟等其他危险因素,会使有害的脂质沉积在动脉壁上,形成动脉粥样硬化斑块。这种斑块就像潜伏在动脉壁里的"肿瘤",它的外面是一层包膜,内部就是许多聚集在一起的"坏"胆固醇。血液里的"坏"胆固醇越多,聚集在动脉壁里的就越多,斑块就不断长大,使动脉管腔逐渐变窄甚至发生阻塞,影响血液和氧的输送,从而引起心绞痛、心肌缺血、脑梗死、肢体感觉或运动障碍等。

③ 这些斑块像定时炸弹一样,会在没有任何先兆时"爆炸"。由于胆固醇是一种脂质,就像饺子馅里多油汤,容易破裂。"坏"胆固醇还会引起内皮的炎症,使斑块的外膜变薄并且变脆弱,就像一个皮薄、多油汤的饺子,更容易破裂。

📑 读懂你的血脂化验单

血脂化验单上四种主要指标:

① 总胆固醇(TC):代表血液中所有胆固醇。

② 高密度脂蛋白胆固醇(HDL-C):为"好"胆固醇,它可将多余的胆固醇转运出动脉,运回肝脏,具有抗动脉粥样硬化的作用;它是化验单上一项特殊的指标,其

升高是一件好事儿，而过低会增加心血管疾病的危险性。

③低密度脂蛋白胆固醇（LDL-C）：为"坏"胆固醇，它是动脉粥样硬化斑块的主要成分，也是导致动脉粥样硬化性血管疾病的"罪魁"。

④甘油三酯（TG）：甘油三酯升高，可以使"坏"胆固醇升高，可以说它是"坏"胆固醇的"帮凶"。

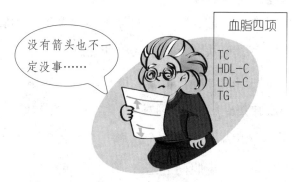

您是高血脂人群吗？找找您在哪个危险层？

很多人把血脂化验单上的参考值视为正常值。所以，很多心血管病高危人群误以为自己血脂水平正常，从而延误就医时机。

一般来说，心血管病的危险因素越多，发生缺血性心脑血管事件的危险性越大，因此血脂控制就应越严格。到底该把自己的血脂降到多少？取决于对每一个人的危险分层：

（1）极高危人群

一般指患有急性冠脉综合症（ACS）、冠心病、缺血性卒中、糖尿病或其中任意两者合并的情况，这类人群的 LDL-C（低密度脂蛋白胆固醇）要控制在 2.07mmol/l 以下。

（2）高危人群

患有冠心病、缺血性卒中、一过性脑缺血发作（TlA）、糖尿病、高血压、慢性肾脏病（1–4 期 CKD），拥有超过 3 个危险因素，这类人群的 LDL-C（低密度脂蛋白胆固醇）要控制在 2.59mmol/l 以下。

（3）中危人群

患有高血压，拥有 1 个以上危险因素，这类人群的 LDL-C（低密度脂蛋白胆固醇）要控制在 3.37mmol/l 以下。

（4）低危人群

无高血压及其他危险因素 <3，这类人群的 LDL-C（低密度脂蛋白胆固醇）要控制在 4.14mmol/l 以下。

这里的危险因素是指：

① 男性年龄 > 55 岁，女性年龄 > 65 岁；

② 有吸烟和饮酒史；

③ 肥胖（BMI>28）；

④ 缺少运动；

⑤ 有不良饮食习惯。

应该多长时间检测血脂？

20 岁以上成年人至少每 5 年测一次空腹血脂。

40 岁以上成年人至少每 1 年测一次空腹血脂。

以下情况更应在医生指导下定期检查：

① 有冠心病、脑血管病或周围动脉粥样硬化性疾病者。

② 有高血压病、糖尿病、肥胖、吸烟者。

③ 有冠心病或动脉粥样硬化疾病家族史，尤其是直系亲属中有早发病或早病死者。

④ 有皮肤黄色瘤者。

⑤ 有家族性高脂血症者。

⑥40 岁以上男性。

⑦ 绝经期后女性。

高脂血症攻略

（1）生活方式注意掌握以下三点

一平衡：平衡饮食。

四原则：低热量、低胆固醇、低脂肪、高纤维饮食原则。

零吸烟：高血脂患者要绝对戒烟。

（2）药物治疗

需在医生指导下进行。

高血脂小调查，测测您是否有高血脂倾向

您最近一周吃肉是否大于 75 克／天？

0＝ 否　　1＝ 是

您吃肉种类：

0＝ 瘦肉　　1＝ 肥肉　　2＝ 肥瘦肉　　3＝ 动物内脏

您最近一周的吃蛋量：

1＝0~3 个／周　　2＝4~7 个／周　　3＝7 个以上／周

您一周吃煎炸食品（油饼、油条、炸糕等）的数量：

0＝ 未吃　　　1＝1~4 次／周　　　2＝5~7 次／周

您最近一周吃奶油糕点的次数：

0＝ 未吃　　　1＝1~4 次／周　　　2＝5~7 次／周

总分小于 3 为合格；

总分 3~5 分为轻度膳食不良；

总分大于 6 为严重膳食不良。

（康琳）

高血压

当前中国有 1.3 亿高血压患者，平均每 10 人或每 3 个家庭就有 1 名高血压患者。从这个意义上说高血压流行最广、隐蔽最深，危害也最大。

什么是血压？

血压是指血液在流动时，对血管壁产生的压力。可以用两个数值来描述血压，第一个数值是"收缩压"，即我们常说的"高压"，第二个数值是"舒张压"，即我们常说的"低压"。

高血压会出现哪些症状呢？

① 多数患者遭受高血压这个"隐形杀手"攻击时，可以没有任何症状，经常是在体检时被发现。

② 部分患者可有头痛、头晕、眼花、心前区不适或心绞痛等症状，但均缺乏特异性。

③ 症状的严重程度与血压的高低并不一致。

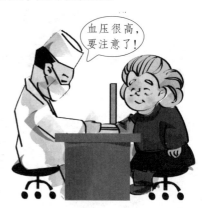

血压很高，要注意了！

高血压的三大特点

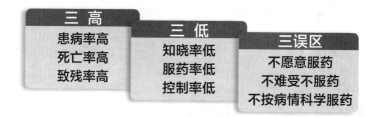

三 高
患病率高
死亡率高
致残率高

三 低
知晓率低
服药率低
控制率低

三误区
不愿意服药
不难受不服药
不按病情科学服药

如何诊断高血压?

因为血压有正常的变化，医生不能通过单纯的一次血压增高来诊断是否患病，需在不同时期重复测量血压3次以上。

	收缩压 SBP(mmHg)	舒张压 DBP(mmHg)
理想血压	<120	<80
正常血压	<130	<85
正常高值	130~139	85~89
1 级高血压	140~159	90~99
2 级高血压	160~179	100~109
3 级高血压	≥ 180	≥ 110
单纯收缩期高血压	≥ 140	<90

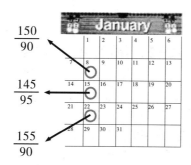

$\dfrac{150}{90}$

$\dfrac{145}{95}$

$\dfrac{155}{90}$

🔋 测量血压时的注意事项

① 每天在同一时刻测量

◆ 希望能够一日早、中、晚测量 3 次

◆ 早上起床

◆ 大小便数分钟后，没有尿意时

　　避免以下时间测量

◆ 运动前后

◆ 饭后 1 小时

◆ 饮酒／咖啡／红茶前后

◆ 入浴前后

◆ 吸烟前后

② 温暖安静的环境

◆ 保持室温在 20℃左右

◆ 周围没有噪声，安静的场所

因为影响血压变动的因素非常之多，所以，要尽可能减少这些变动因素的影响进行测量

③ 心情放松

◆ 测量前至少休息 5 分钟，做几次深呼吸，心情放松

④ 正确的测量姿势

◆ 坐在椅子上，背挺直

◆ 臂带要绷紧

◆ 臂带与心脏处于同一高度

🔋 很多人认为高血压很简单，事实并"不简单"！

（1）"不简单"理由之一：高血压只是"冰山一角"

首先，需要寻找高血压的原因。

您是否是继发性高血压患者呢？

成人高血压中 5%~10% 可查出高血压的原因。这些原因一旦解除，血压即可恢复正常。

（2）"不简单"理由之二：需寻找其他"帮凶"

导致血压升高的"主谋"与"帮凶"间可协同作用，但其他"帮凶"中有的可以改变，有些不能改变。

① 不可变的因素：

◆ 年龄

◆ 性别

◆ 心脑血管病病史

② 可以改变的因素：

◆ 吸烟

◆ 血脂异常

◆ 超重和肥胖

◆ 糖尿病和胰岛素抵抗

◆ 缺少体力活动

（3）"不简单"理由之三：高血压对人体的心、脑、肾脏及血管都有损害

① 心脏： 高血压病是引发冠心病的主要危险因素之一，患冠心病的危险是正常者的 2~4 倍。

长期高血压会导致心力衰竭，使心力衰竭的危险性至少增加 6 倍。

② 脑： 高血压使脑血管狭窄，造成脑部动脉血

管的阻塞，引起瘫痪和语言问题，甚至死亡。

由于长期高血压的作用，易引起血管破裂，发生脑出血。

脑卒中的发生与血压的数值呈正相关，研究证明，收缩压低 10mmHg，中风的危险性就可减少 56%，冠心病危险性减少 37%。

③ **肾脏**：长期高血压会使肾功能逐步减退，表现为血肌酐、血尿素、血尿酸等上升，以及蛋白尿、血尿和水肿。

④ **血管**：高血压病引起动脉粥样硬化。

⑤ **眼**：导致眼底出血，视力下降，甚至失明。

高血压的治疗

（1）需开两张"处方"生活方式处方与药物处方

生活方式处方：

① 饮食控制；

② 改善动物性食物结构，少食含脂肪高的猪肉，多食含蛋白质较高而脂肪较少的禽类和鱼类；

③ 减少盐的摄入，建议每人每日不超过 6g；

④ 应增加含钾、钙高的食物，如绿叶菜、鲜奶、豆类制品等；

⑤ 降低体重和戒烟戒酒；

⑥ 增加有氧运动；

⑦ 心情愉快，减轻精神压力；

药物处方：

① 药物的选择需根据不同患者不同情况，寻找最优的个体化治疗方案。

② 药物是目前最为有效的治疗高血压的方法，抗高血压药物通常会服用很长时间，有时候患者会终生服药。

（2）药物治疗的一般原则

① 平稳降压，长期、持续治疗；

② 从低剂量开始，逐渐增加剂量；

③ 两种药物的低剂量联合使用，好于大剂量单一用药；

④ 不可突然停药或撤药。

（3）药物治疗误区

① 以自我感觉来估计血压的高低；

② 血压一降，立即停药；

③ 降压过快过低；

④ 以药价贵贱定药品取舍；

⑤ 夏季血压不高时，不服药。

高血压的降压目标

① 普通高血压患者：低于 140/90mmHg。

② 年轻人、糖尿病及肾脏病患者：低于 130/80mmHg；当尿蛋白值高于 1g/d 时，血压应低于 125/75mmHg。

③ 老年人：收缩压降至 150mmHg 以下；舒张压降至 90mmHg 以下。

（康琳）

脑卒中（脑中风）

脑卒中已成为导致我国居民死亡的第一位原因，是威胁生命健康的"第一杀手"：

◆ 每 6 个人中就有 1 个人罹患卒中；

◆ 每 6 秒就有 1 人死于卒中；

◆ 每 6 秒就有 1 人因卒中而致残；

◆ 我国脑卒中发生率以每年 8.7% 的速率上升，发病者中约 30% 死亡，70% 的生存者多伴有偏瘫等肢体功能障碍。

什么是脑卒中？

脑卒中是"脑中风"的学名，是一种突然发病的脑血液循环障碍性疾病，临床表现以突然跌倒、不省人事，或突然发生口眼歪斜、半身不遂、智力障碍为主要特征。

脑卒中分哪几类？

① 缺血性脑卒中

② 出血性脑卒中

③ 高血压脑病

④ 血管性痴呆

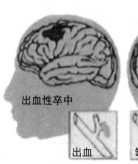

出血性卒中

出血

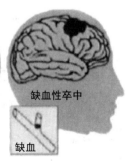

缺血性卒中

缺血

23

脑卒中有哪些危险因素?

　　针对筛查对象进行全面的脑卒中风险评估，早期发现脑卒中高危人群，并针对高危人群进行全面、综合的干预和管理，以提高脑卒中防控意识，倡导健康生活。

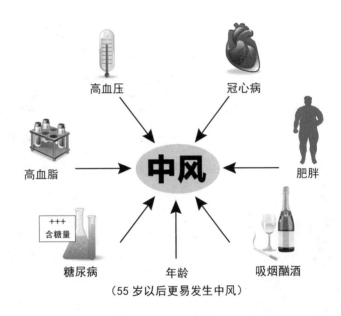

脑卒中筛查的内容项

　　① 血生化检查；

　　② 神经系统检查；

　　③ 颈动脉超声检查；

　　④ 经颅多普勒检查；

哪些人需进行脑卒中筛查?

患者在医生指导下自检,如果患者有 2 项主要危险因素,或 1 项主要危险和 2 项以上一般危险因素,或以前有过卒中(短暂脑缺血发作)的患者,都应该进行脑卒中筛查。

其中 4 项主要危险因素包括:

① 高血压病史(≥ 140/90mmHg),或正在服用降压药;

② 高胆固醇血症或者正在服用降血脂药物;

③ 糖尿病;

④ 年龄超过 50 岁。

12 项一般危险因素包括:

① 房颤和(或)心瓣膜病;

② 吸烟;

③ 很少进行体育运动(体育锻炼标准是每周 ≥ 3 次,每次 ≥ 30 分钟,持续时间超过 1 年;从事中重度体力劳动者视为经常体育锻炼);

④ 肥胖(BMI ≥ $26kg/m^2$);

⑤ 有卒中或心脏病史家族史;

⑥ 呼吸睡眠暂停;

⑦ 酗酒;

⑧ 膳食中含饱和脂肪酸或油脂过多;

⑨ 男性；

⑩ 牙龈经常出血、肿痛，牙龈萎缩、牙齿松动、脱落；

⑪ 缺血性眼病史；

⑫ 突发性耳聋。

▓ 对筛查中脑卒中的高危人群的干预措施有哪些？

针对脑卒中高危人群，需采取个体化干预的措施，及时对脑卒中的危险因素进行干预。

（1）脑卒中患者的血压管理

超过 60% 的脑卒中患者有高血压病史。可见，高血压是脑卒中及卒中复发的重要危险因素。积极的降压治疗可明显减少脑卒中的发生。

无论是脑出血还是脑梗死，病情稳定，血压控制在 140/90mmHg 以下。

（2）抗血小板聚集

一般采用阿司匹林抗血小板聚集，对阿司匹林不能耐受者可选用氯吡格雷。

（3）抗凝治疗

房颤可诱发心源性栓塞的患者才适宜应用抗凝剂。

（4）心肌梗死的药物预防

心肌梗死是卒中发生与复发密切相关的重要危险

因素。对于既往有心肌梗死或卒中时发生的心肌梗死，应给予 β – 受体阻滞剂、ACEI 制剂以及适量的抗凝剂或抗血小板药物进行治疗，可改善这种危险。

（5）血脂的管理

需积极监控血脂指标，并采取饮食控制和药物治疗等干预措施，使患者的血脂水平稳定在理想的范围内，药物首选他汀类以减少冠心病发生的危险。

（6）血糖水平的监测与调控

有研究认为血浆糖化血红蛋白（HbA1c）指标的高低与卒中的再发与否有密切联系，需定期监测血糖，通常采用饮食控制及增加体育锻炼等措施，必要时做药物治疗。

（7）补充叶酸可有效预防卒中

空腹血浆半胱氨酸水平 ≥ 16 μ mol/L 可定为高半胱氨酸血症。叶酸或与维生素 B6 和 B12 联合应用，可降低血浆半胱氨酸水平，并且可以减少卒中发生。所以建议一般人群应以饮食调节为主，对高半胱氨酸血症患者，可考虑应用叶酸和 B 族维生素予以治疗。

脑卒中的识别与处理

✚ 脑卒中患者最好能在发病 3 小时内得到有效治疗

◆ 若有人发生脑卒中，身边的人应该把患者放平，仰卧位，不要枕枕头，头偏向一侧。

◆ 切忌给患者服用药物。在没有确诊前，随意用药可能会加重病情。

◆ 立即拨打急救电话，并简单叙述病情，让急救医生做好抢救准备。不要选择自驾车或出租车转运。

✚ 脑卒中的早期症状

◆ 突然一只眼或双眼短暂发黑或视物模糊。

◆ 突然看东西双影或伴有眩晕。

◆ 突然一侧手、脚或面部发麻或伴有肢体无力。

◆ 突然舌头发笨，说话不清楚等。

◆ 没有任何预兆突然跌倒，或伴有短时神智不清。

（康琳）

28

冠心病

目前冠心病已成为威胁中国公众健康的最重要的疾病，是中国居民死因构成中上升最快的疾病。中国每年死于各种冠心病的人数估计超过百万。

什么是冠心病？

冠心病，即冠状动脉粥样硬化性心脏病，是冠状动脉血管发生动脉粥样硬化病变而引起血管腔狭窄或阻塞或冠状动脉痉挛，导致心肌缺血、缺氧或坏死而引起的心脏病。

如果把心脏比作一片"土壤"，冠状动脉就是灌溉土壤的"河道"，冠心病就是冠状动脉粥样硬化——"河道"被堵，土壤得不到灌溉，心脏这片土壤就变"枯死"。

怎样早期发现冠心病呢？

出现以下症状时要引起注意，并及时就诊。

① 劳累或精神紧张时出现胸骨后或心前区闷痛，或紧缩样疼痛，并向左肩、左上臂放射，持续3~5分钟，休息后自行缓解者。

② 体力活动时出现胸闷、心悸、气短，休息时自

行缓解者。

③ 出现与运动有关的头痛、牙痛、咽喉有"辣"的感觉等。

⊞ 冠心病的病因有哪些？

可以改变的因素：

① 血脂异常：脂质代谢异常是动脉粥样硬化最重要的危险因素。

② 高血压：冠脉硬化者 60%~70% 都有高血压，高血压损伤动脉内皮引发硬化，收缩压（高压）和舒张压（低压）升高都与本病密切相关，控制高血压可以减少冠心病的发生。

③ 糖尿病：加快动脉硬化、血栓形成和引起动脉栓塞。冠心病患者有大约 20% 患有糖尿病，应把此病看为与冠心病同样危险。

④ 吸烟：造成动脉壁含氧量不足，促进动脉硬化的形成吸烟者发病率和病死率增高 2~6 倍。

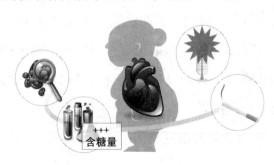

不可变因素：

① 年龄：多见于 40 岁以上的中老年人。

② 性别： 男女比例约为 2 : 1，女性绝经期后患病可增加。

③ 遗传：若家族有人较早期（女性小于 65 岁，男性小于 55 岁）患有冠心病，应考虑有家族遗传史，需尽早预防。

冠心病的临床分型

根据临床表现的特点，可分为急性冠脉综合征和慢性缺血性综合征两大类。

急性冠脉综合征（ACS）分为：不稳定型心绞痛、非 ST 抬高心肌梗塞、ST 抬高心肌梗塞。

慢性缺血性综合征（CIS）分为：稳定型心绞痛、冠脉正常的心绞痛、无症状心肌缺血（隐匿性冠心病）、缺血性心力衰竭（缺血性心脏病）。

临床上患者可具有一个或多个类型的临床表现，也可由一个类型发展到另一个类型。

得了冠心病该怎么办？

（1）药物治疗

药物治疗是最基本的治疗，目的是缓解症状，减少心绞痛的发作及心肌梗死；延缓冠状动脉粥样硬化病变的发展，并减少冠心病死亡。规范药物治疗可以有效地降低冠心病患者的死亡率和再缺血事件的发生，并改善患者的临床症状。而对于部分血管病变严重甚至完全阻塞的病人，在药物治疗的基础上，血管再建治疗可进一步降低患者的死亡率。

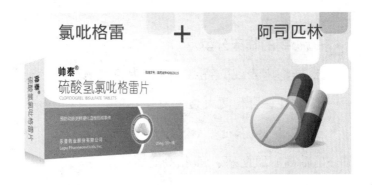

（2）经皮冠状动脉介入治疗（PCI）

经皮冠状动脉腔内成形术（PTCA）应用特制的带气囊导管，经外周动脉（股动脉或桡动脉）送到冠脉狭窄处，充盈气囊可扩张狭窄的管腔，改善血流，并在已扩开的狭窄处放置支架，预防再狭窄。还可结合血栓抽吸术、旋磨术。由于创伤小，治疗效果好，目前 PCI 支架植入手术已成为治疗冠心病尤其是心肌梗塞的主要手术。

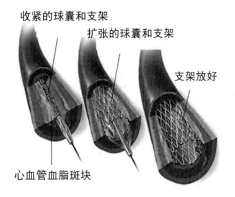

收紧的球囊和支架
扩张的球囊和支架
支架放好
心血管血脂斑块

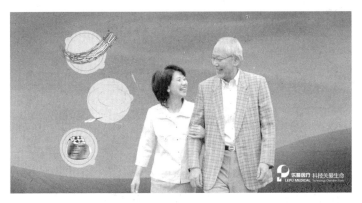

（3）冠状动脉旁路移植术（简称冠脉搭桥术，CABG）

冠状动脉旁路移植术通过恢复心肌血流的灌注，缓解胸痛和局部缺血、改善患者的生活质量，并可以延长患者的生命。

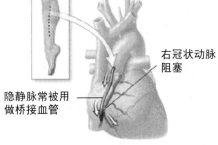

右冠状动脉阻塞

隐静脉常被用做桥接血管

怀疑得了冠心病，该做什么检查？

（1）体表心电图

体表心电图，一般在发作时才有用，是诊断冠心病时最常用的检查。

（2）动态心电图

可连续记录患者 24~48 小时内，甚至更长时间的全部心电图，无论是心肌缺血还是心律失常，无论是持续性还是阵发性发作，都可以通过这种检查被发现。但不能给缺血心肌进行准确定位。

（3）负荷试验

适用于临床高度怀疑冠心病，但在安静状态下心电图正常的患者。

（4）心脏彩超

可清楚地显示心脏结构，还可以显示心壁的运动情况，对冠心病的诊断和鉴别诊断提供了很大的帮助。

（5）CT

近年影像学检查发展迅速，从多层螺旋计算机断层显像到双源计算机断层显像，已经可以清楚地看到冠状动脉的血管，通过检测冠状动脉的钙化情况，预测冠状动脉是否存在狭窄，以及狭窄的程度和部位。

（6）血管造影

血管造影是冠心病诊断的金标准。不过该检查方法属于手术，存在创伤及一定的风险，要严格掌握指征。

冠心病的保健指导

① 调整生活方式：低脂、低胆固醇、戒烟酒，保持清淡的饮食。

② 康复指导：建议病人出院后进行康复训练，适当的运动可以提高病人的心理健康水平和生活质量。

③ 心理指导：保持乐观平和的心情，创造一个良好的身心修养环境。

④ 用药指导：指导病人按医嘱服药。

⑤ 照顾指导：教会家属心肺复苏的基本技术以备急用。

急救小贴士

对于突发性心肌梗死或猝死患者来说，时间就是生命。

如果身边有人突发性心肌梗死，应尽快拨打 120 急救电话，同时做心肺复苏急救措施。

如果家中有硝酸甘油，可让患者先服用。

（康琳）

痛风

痛风是体内嘌呤代谢紊乱或尿酸排泄障碍所导致的一种疾病。以高尿酸血症为共同特点。患者出现特征性关节炎、痛风石的形成、关节畸形、肾结石、梗阻性肾病，甚至可诱发尿毒症。

高尿酸血症与痛风是一回事吗？

高尿酸血症与痛风并不是"同义词"，从理论上讲，如果血尿酸超过 7.0 毫克 / 分升时，即可出现尿酸盐结晶，并可在组织中沉积，一些人持续性高尿酸血症，但并不出现痛风；而一部分人在发现高尿酸血症一周或一个月内即出现痛风。

痛风的常见人群和诱因有哪些？

性别：多见于男性，男女比例 20：1。

年龄：多见于 40 岁以上，其高峰年龄为 50~59 岁，女性几乎都在绝经后发生，并多见于肥胖、酗酒、少体力活动以及脑力劳动者。

常见诱因：饮酒（特别是啤酒）、高蛋白、高嘌呤饮食、劳累、受凉、药物（如利尿剂）等。

痛风的临床特点和危害

（1）急性痛风性关节炎

主要出现在下肢关节，多起病急骤，首次发作常始于凌晨，也常见于午夜突然发病，因关节痛而惊醒。受累关节出现红、肿、热、痛及功能障碍。有自限性，数小时至数周自行消退，不留痕迹。发作间歇完全正常，可反复发作。

（2）痛风石

痛风石又称痛风结节，是痛风的特征性改变。典型痛风石多出现在耳轮，但最常见部位是第一跖趾关节周围。痛风石大小、质地不一，呈黄白色，较大时可以破溃排出白色牙膏样物质。后期可损害皮下组织、关节和骨骼，导致关节僵硬、畸形。

（3）痛风的肾脏损害

主要包括尿酸盐性肾病、尿酸性肾病和尿酸性肾结石等。

血尿酸应该控制在什么目标呢？

有效的降尿酸治疗可以缩小痛风石。痛风石下降速率与血尿酸水平密切相关，血尿酸水平越低，痛风石缩小速度越快。因此，理想目标应该为：

如合并心血管病等危险因素时，血尿酸男性小于

420μmol/L；女性小于 360μmol/L；如无合并心血管病等危险因素的患者，血尿酸需小于 540μmol/L。

痛风的治疗

（1）痛风的治疗原则

痛风治疗不仅强调急性期的治疗，而且应关注缓解期，需坚持长期降尿酸治疗，尤其是分层的降尿酸治疗。

同时，需根除"不痛不吃药"、"好了伤疤，忘了疼"的传统观念。

（2）痛风的非药物治疗

管住嘴、迈开腿、控体重、多饮水。

① 管住嘴：控制饮食，体内 20% 的血尿酸来源于食物，控制饮食可在一定程度上起到降尿酸和预防痛风急性发作的作用。

◆ 选用低嘌呤食物，避免食用高嘌呤食物，如动物内脏、浓汤、肉汁、海鲜；

◆ 多吃新鲜蔬菜、水果；

◆ 避免酒精饮料（特别要避免饮用啤酒）；

◆ 牛奶、鸡蛋、精肉等是优质蛋白，要适量补充；

注意：饮食控制必须兼顾到优质蛋白质、碳水化合物、热量的合理均衡，过度控制饮食有害健康。严格控制饮食只能降低 70 ～ 90μmol/L 血尿酸，但不能只吃疏菜、水果，否则会因为饥饿引起乳酸增加，痛风更容易发作。

②迈开腿：坚持适量运动，痛风患者比较适宜有氧运动，如快走、慢跑。

③控体重：使体重达标可有效预防痛风的发生。

④多饮水：每日饮水量 2000~3000ml，增加尿酸排泄。以水、碱性矿泉水、果汁等为好，不推荐浓茶、咖啡、碳酸饮料。

（3）碱化尿液

常用的碱化尿液药物为碳酸氢钠。

（4）积极治疗与血尿酸升高相关的代谢性危险因素

积极控制高血脂症、高血压、高血糖、肥胖和戒烟，是痛风治疗的重要组成部分。

（5）避免应用使血尿酸升高的药物

①常见有阿司匹林（大于 2g/d）、利尿剂、环孢素、他克莫司、尼古丁、酒精、左旋多巴、吡嗪酰胺、乙胺丁醇等。

②对于需服用利尿剂且合并高尿酸血症的患者，避免应用噻嗪类利尿剂。

③对于高血压合并高尿酸血症患者，选用噻嗪类利尿剂以外的降压药物。

（6）痛风用药注意事项

① 谨慎用药，用药后注意观察，发现异常及时停药，积极治疗，避免发生药物不良反应。

② 痛风发作期不能开始降尿酸治疗，应先消炎镇痛直到缓解 1~2 周后再进行降尿酸治疗。

③ 降尿酸治疗初期，可能因为血尿酸浓度迅速下降诱发痛风急性发作，此时无需停药，可加用非甾体抗炎药或秋水仙碱。一旦接受降尿酸治疗，建议不要停药。

（7）定期复查

① 需每 2~5 周测定一次尿酸。

② 每 3~6 月复查一次的项目：血常规、尿常规、肾功能。

③ 每 6~12 月复查一次的项目：肝功能、血糖、血压、消化系统 B 超、泌尿系统 B 超。

如果有血压、血糖异常，需每天监测。

（康琳）

骨质疏松症

骨质疏松症是一种以骨量低下，骨微结构损坏，导致骨脆性增加，易发生骨折为特征的全身性骨病。骨质疏松症是与增龄有关的退化性疾病，随着年龄增长，患病风险增加。

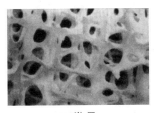

正常骨

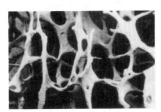

骨质疏松症

骨质疏松的危害

① 骨质疏松的严重后果是发生脆性骨折，女性一生发生骨质疏松性骨折的危险性（40%）高于乳腺癌、子宫内膜癌和卵巢癌的总和；男性一生发生骨质疏松性骨折的危险性（13%）高于前列腺癌。

② 脆性骨折可导致病残率和死亡率的增加；生活不能自理，生活质量明显下降。

③ 骨质疏松性骨折的治疗和护理需要投入巨大的人力和物力，费用高昂。

骨质疏松的表现

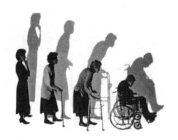

① 疼痛；

② 脊柱变形；

③ 脆性骨折。

哪些因素容易导致骨质疏松？

以下人群或具有以下特征者易患骨质疏松：

① 老年人；

② 女性；

③ 母系家族史；

④ 出生低体重；

⑤ 药物 (皮质激素等)；

⑥ 闭经和早绝经者；

⑦ 吸烟，过度饮酒、咖啡；

⑧ 体力活动缺乏；

⑨ 饮食中钙缺乏；

⑩ 维生素 D 缺乏。

怎样明确骨质疏松？

骨质疏松性骨折是可防、可治的。因此早期诊断、及时预测骨折风险，并采用规范的防治措施是十分重要的。临床中常常采用骨密度检查明确骨质疏松。

骨质疏松的诊断与骨密度测量

诊断	T 值
骨量正常	≥ – 1.0
骨量减少	– 2.5 ~ – 1.0
骨质疏松	≤ – 2.5
严重骨质疏松	≤ – 2.5，合并脆性骨折

注：曾发生脆性骨折临床上即可诊断严重骨质疏松症

📋 骨质疏松早知道

◆ 您是否曾经因为轻微的碰撞和跌倒就会伤到自己的骨骼？

◆ 您的父母有没有因轻微的碰撞和跌倒发生髋部骨折的情况？

◆ 您经常连续三个月以上服用"可的松、强的松"等激素类药品吗？

◆ 您的身高是否比年轻时降低了（超过 3cm 以上）？

◆ 您经常大量饮酒吗？

◆ 您每天吸烟超过 20 支吗？

◆ 您经常患腹泻吗（由于消化道疾病或肠炎而引起）？

◆ 女士回答：您是否在 45 岁以前就绝经了？

◆女士回答：您是否曾经连续有过12个月以上没有月经（除了怀孕期间）？

◆男士回答：您是否患有阳痿或者缺乏性欲这些症状？

只要其中有一题回答结果为"是"即为阳性，阳性者建议进行双能X线骨密度检查。但这并不证明您就患有骨质疏松症，是否患有这种疾病需要专业医生进行骨密度测试得出结论。

① 女性65岁后、男性70岁后或有骨折史的65岁以上男性至少需要查1次骨密度。

② 国际骨质疏松基金会（IOF）骨质疏松症风险一分钟筛查。

怎样预防和治疗骨质疏松呢？

（1）调整生活方式

① 富含钙、低盐和适量蛋白质的均衡膳食。

② 日照（暴露前臂每日15分钟以上）、户外活动、负重运动（每周4次或5次）、抗阻运动（每周2次或3次）。

③ 戒烟、戒酒。

④ 防止跌倒的各种措施。

（2）骨健康基本补充剂

① 钙剂：绝经后妇女和老年人每日钙摄入推荐量为 1000~1200 mg（其中每日正常膳食可补充约 600 mg）。应注意避免超大剂量补充钙剂潜在增加肾结石和心血管疾病的风险。

② 维生素 D 及二磷酸盐：需要在医生的处方下应用。

（曲璇）

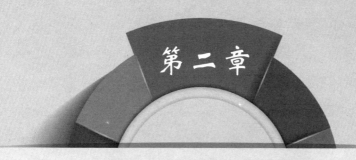

第二章

老年综合征

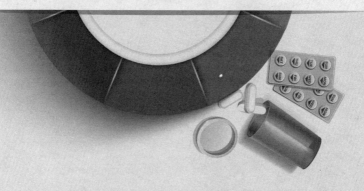

跌倒

跌倒是指偶然或意外地跌倒在地面上，不伴有意识丧失，并除外由严重的身体疾患（如癫痫、卒中及心脏疾病）或突然外力冲击所致的摔倒。

在老年人群中跌倒是常见的事故，一次跌倒可以改变很多事情。对独立生活的老人，跌倒是主要的威胁，会增加死亡的风险。跌倒通常发生在日常生活中你所熟知的环境中，而且甚至是老年人患新疾病的信号。

跌倒的危害？

① 跌倒可以导致各种骨折，如上臂、髋部、手腕、脊柱。

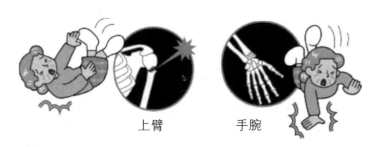

上臂　　　　手腕

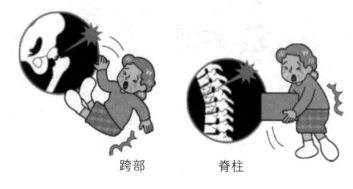

跨部　　　　　　脊柱

② 如果骨折导致长期卧床，还可引起肺部或泌尿系感染、深静脉血栓形成、衰弱、压疮等并发症，严重的可致伤残、生活不能自理和死亡。

③ 老年人因害怕跌倒而不敢活动，引起躯体功能下降和行为退缩，从而增加再次跌倒的风险。

🔢 在怎样的情况下会增加跌倒的风险？

（1）本身存在的内在风险

包括一些老年人常见的慢性疾病和老年问题，如骨关节病、骨质疏松、帕金森病、慢性疼痛、贫血、下肢肌力减弱、头晕、视力和听力的下降、下肢和足底的麻木、认知功能和情绪的障碍（如痴呆、抑郁症）。

（2）生活方式和行为中存在的风险

① 老年人因为患多种疾病，那么服药的种类会较多，这就是多重用药的问题。哪些药会增加跌倒的风险呢？如助睡眠药（安定类药物）、抗抑郁焦虑药、

抗精神病药、利尿剂、泻剂、血管扩张药，以及有头晕副作用的药物。

② 老年人因为肌肉的减少和关节的疼痛，自行减少锻炼，而这样会更加增加跌倒的风险。

（3）周围环境存在的风险

① 不合适的鞋。

② 使用的辅助行走器不恰当（手杖或助步器）。

③ 室内：地面湿滑、不平整、未固定的小块地毯，过道放置杂物，门槛、台阶过高、楼道过窄、光线差、座椅和坐便器高度过低。

④ 室外：下雪、结冰的天气环境、户外公共设施有些不适合老年人使用。

怎样预防跌倒？

（1）跌倒风险评估

由老年科医生每年对老年人进行 1 次跌倒风险评估，并根据评估的结果判断是否存在跌倒风险，然后制订出预防的方案。针对跌倒存在的风险对各种医疗问题进行管理，如：慢性疾病、老年综合征、药物治疗的调整。

（2）锻炼及物理治疗

① 抗阻力及举重训练达到增加力量的目的。

② 步态训练。

③ 太极、瑜伽、舞蹈可提高灵活性和柔韧性。

④ 日常行走及转移的技巧训练（如：座椅和床之间的转移，如何正确使用手杖及助步器）。

（3）打造舒适安全的生活环境

① 更好的照明（夜灯、窗前灯）。

② 移走室内松散的地毯和杂物。

③ 适度的床高和稳固的桌椅。

④ 安装浴室安全扶手、设置浴室防滑垫、适当提高马桶座椅的高度。

（4）给老年人的安全小贴士

① 穿防滑平底鞋。

② 要配戴度数合适的眼镜及有效的助听器。

③ 起床缓慢，避免快速起床站立后的体位性低血压。

④ 习惯使用浴室和走廊的扶手和栏杆及床档。

⑤ 饮食结构合理（蛋白、新鲜的蔬菜和水果，及补充品），适量饮水。

跌倒后该怎么办？

① 如自己判断轻微损伤，可休息片刻，等体力准备充分后使自己变成俯卧位，以椅子或其他物体为支撑，缓慢站起，告知或联络家人及照护者。

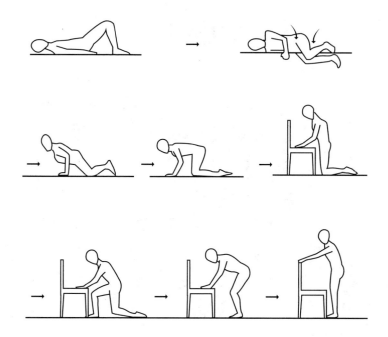

②如自行判断是严重的损伤，则需要保持较舒适的体位，保持体温，大声呼喊向他人求救。

（葛楠）

便秘

　　我国 60 岁以上老年人，慢性便秘发病率为 15% ~ 24%。随着岁数增大，老年人的食量和体力活动减少，肠管张力和蠕动减弱，腹腔及盆底肌力下降，肛门括约肌功能减弱，胃——结肠反射减弱，直肠敏感性下降。这些是导致老年人群慢性便秘高发的主要原因。

　　如排便次数减少（每周排便次数少于 3 次）、排便量减少（每天少于 35g）、硬粪、排便费力、排便不尽、肛门阻塞等，上述症状同时存在超过两种就可以诊断为便秘。慢性便秘是指病程超过 6 个月，3 个月中超过 1/4 时间内有便秘。

便秘表现与分型

（1）慢传输型

便次少、硬便；肛门指诊直肠空虚；全胃肠通过时间延长。

（2）出口阻塞型

排便费力、费时、有不尽感，需要手法助排；肛门指诊直肠内粪淤积。该型也可称为排便障碍。

（3）混合型

同时有两型表现。

便秘的危害

① 长期便秘可导致直肠黏膜脱垂、憩室病、痔出血、肛裂。

② 便秘患者常伴焦虑抑郁，健康感差，生活质量受损害。

③ 用力排便可诱发心脑血管疾病。

④ 虚弱者易发生粪便嵌塞、溢出性便失禁、穿孔、乙状结肠扭转、尿潴留、继发巨结肠。

⑤ 痴呆患者激惹和谵妄。

老年人便秘病因和危险因素有哪些？

① 饮食因素（低纤维素、低热卡、液体摄入减少）；

② 动力障碍（结肠松弛或痉挛）；

③ 久坐不动；

④ 虚弱；

⑤ 抑郁；

⑥ 神智混乱；

⑦ 不能如厕；

⑧ 变换居所；

⑨ 旅行；

⑩ 缺乏私密性或不舒适；

⑪ 厕所条件差。

如何预防便秘？

（1）合理饮食

① 用富含纤维的食谱 A 代替食谱 B。

◆ **食谱 A：** 水果、梅干及其他干果、全麦面包、麸麦片、麦片粥、蔬菜（带皮）、豆类、小扁豆。

◆ **食谱 B：** 牛乳、硬奶酪、酸奶、白面包、精制麦片、糕点、面条、薄烤饼、白米饭、巧克力、奶油汤。

② 逐渐增加纤维量，突然增加会引起腹胀，不要集中在一餐特别是早餐，要均匀分布在 1 天内。

③ 每天饮水 8 杯。

（2）保持心情愉悦，养成定时排便习惯和体位

① 有便意要马上去排便，不要延误。

② 留出固定、充裕的排便时间，建议在早餐后。

③ 药物针对排便费力或直肠充满者。

④ 排便费力者，用脚凳帮助腹肌用力。

（3）功能锻炼

① 加强腹肌及腰肌力量：做仰卧起坐、广播体操，

练太极等。

②增强膈肌、肛门及会阴肌的功能锻炼：采用腹式呼吸。吸气时鼓肚子放松肛门，每组做6~8次，每天做2~3组；随意收缩及放松肛门及会阴肌，每天10余次。

③腹部按摩：平卧，头和肩下垫枕，双膝弯曲，被单覆盖腹部，从右至左画圈10min。如果感到不适，请停止。

便秘的干预

①针对便秘及早综合处理：调整饮食及排便习惯，加强运动。

②针对慢传输型便秘，以渗透性通便药物为主，润滑剂、刺激性泻药及肠促动力药为辅的复合用药方案。常见药物：乳果糖、聚乙二醇、液体石蜡油、麻仁润肠丸、番泻叶、芦荟、大黄、酚酞、蓖麻油、莫沙必利等。但便秘患者不应滥用泻药，应携带现用的全部药物至医院老年科或消化科就诊。

③针对出口梗阻/排便障碍：养成规律性排便计划，采用蹲坐位排便（足凳）并加强协助排便肌群的功能锻炼。

（顾辨辨）

尿失禁

失禁是一种不自主经尿道漏出尿液的现象，即控尿能力丧失。

尿失禁在老年人群中很常见，我国部分地区的流行病学调查显示其发病率为18%～53%，老年女性的发病率可高达70%。

尿失禁有哪些危害

①生理健康方面：可引起反复尿路感染，甚至影响肾功能，发生盆腔炎、阴道炎，阴部湿疹、溃疡，跌倒，导致老年人功能丧失，严重影响生活质量。

②心理及社会层面：可引起抑郁、失眠、社交能力丧失；增加了家人及照料者的压力。

③经济方面：护理用品的花费，需他人照料、人力成本的增加，尿失禁各种并发症的处理费用增长等。

哪些因素会导致尿失禁的发生

尿失禁可由多种因素所致，如泌尿生殖系统疾病、增龄、共病及多重用药、功能损害、环境因素等。

社区老年人尿失禁的常见风险因素：高龄、肥胖、多次妊娠、便失禁和便秘、抑郁、活动能力下降；慢性疾病（脑卒中、心力衰竭、糖尿病）。

尿失禁分类

（1）急迫性尿失禁

老年人中常见的尿失禁类型，主要症状有突然的尿急、尿频，甚至夜尿增多。

（2）压力性尿失禁

老年女性中很常见，尤其是肥胖或经产妇；主要表现为腹压升高（如咳嗽、大笑、打喷嚏或运动时）所致的不自主排尿。

（3）充溢性尿失禁

老年男性多见，常见病因为良性前列腺增生、前列腺癌和尿道狭窄等。主要表现为排尿无力、淋漓不尽、尿频、夜尿增多。

（4）混合性尿失禁

老年人常可同时有多重类型的尿失禁表现。

尿失禁的预防与治疗

（1）预防

老年人应避免吸烟饮酒、避免憋尿、避免久坐、久站、剧烈运动，避免使用抗组胺等药物，多吃蔬菜水果，少食油腻食品，适当运动。

（2）治疗

急迫性尿失禁：

① 改变生活方式：控制体重，戒烟，改善便秘，避免咖啡、酒精等摄入。

② 行为疗法：

◆ 定时或经常主动排尿，保持膀胱处于低容量状态；

◆ 进行盆底肌训练（凯格尔运动），缓慢收缩盆底肌，保持 6~8 秒后放松，每日数次，至少 15~20 周；躺着、坐着、站着均可进行。

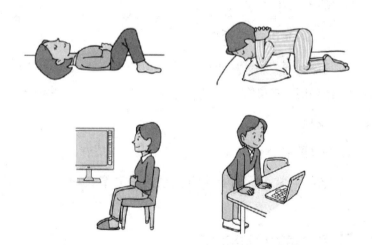

◆ 在行为疗法同时，应对躯体和社会环境进行评价，包括使用卫生间和着衣是否方便、是否能够得到帮助。

◆ 认知功能正常者可以进行膀胱再训练，即清醒后定时排尿，强制性逐渐延长排尿的时间间隔。强化盆底肌的训练及电刺激盆底肌（需要几周才开始见效，应坚持训练）。

◆ 认知障碍的患者进行生活习惯训练，根据患者平时的排尿间隔定时排尿。按照既定计划排尿，通常每2~3小时排尿1次。

◆药物：主要为抗毒蕈碱类药物。

压力性尿失禁：

① 盆底肌训练。

② 膀胱或子宫脱垂的女性患者应用子宫托可能有效。

③ 必要时可至妇产科进行手术治疗。

充溢性尿失禁：

良性前列腺增生所致的出口梗阻依据病情轻重可考虑选择：观察等待，药物治疗（α受体阻滞剂和/或5α还原酶抑制剂），必要时考虑手术治疗。

其他治疗：

① 应用尿垫或保护性纺织品。

② 如患者有淤滞性水肿，日间应穿弹力袜。

③ 留置尿管：仅用于慢性尿潴留患者、保护压疮及患方为了提高患者（如终末期）舒适度而提出的要

求。对于急性尿潴留，应保留尿管 7~10 天，建议定期夹闭尿管，并辅以膀胱肌理疗等方法锻炼膀胱功能，在去除尿管后进行排尿训练。

（曲璇）

衰弱

　　衰弱是衰老的机体功能发生衰退，机体储备功能不足，使人体抗病能力或耐受疾病和外界刺激的能力下降。换句话说，衰弱的老年人可能平素无症状，但一旦有额外的不良刺激如患病，由于患者自体调整和恢复能力差，就容易出现一系列的不良结果。

衰弱的发生原因

　　衰弱与心肺疾病、慢性炎症、抑郁、痴呆、活动减少、营养不良等多种因素有关。衰弱与单一疾病不同，是人体多种脏器功能慢性损害累积的结果，受累的功能不全的脏器越多，衰弱的风险越高。人体的各个脏器功能相互影响，尽管功能已下降但平时无症状，一旦受到体内外的不良刺激，即会促发连锁反应，发生不良后果。

衰弱对老年人的不良影响

　　任何应激如发热、感冒、急性感染或损伤、住院或手术均会置他们于危险境地。

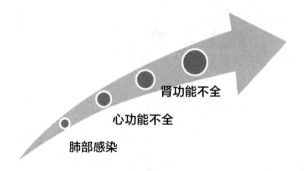

肾功能不全

心功能不全

肺部感染

衰弱老人常需要住院，一旦住院也预后不良，他们患病后恢复缓慢，容易发生跌倒、谵妄，功能进一步下降，生活不能自理，致残率和死亡率较高。

衰弱的症状表现

（1）躯体衰弱

也可理解为体力衰弱，主要与骨骼肌肉的减少和功能下降有关，表现为乏力、活动能力下降、肌肉萎缩、体重下降等。

（2）认知和心理衰弱

与神经系统的功能衰退有关，表现为大脑高级功能下降，如抑郁、认知功能下降、记忆力下降、甚至是痴呆。

衰弱的发生是一个连续的过程，要早发现、早预防、早干预。老年人一旦出现功能下降，要主动咨询；医务人员可以进行衰弱的筛查和评估：

①首先要明确是否存在肌肉减少症（简称肌少症，详见后续），这是衰弱的主要原因之一；

②要明确是否存在抑郁或认知功能损害；

③衰弱的老年人需要做全面的疾病和功能状态评估和综合管理，以维持功能、避免或延缓不良结局。

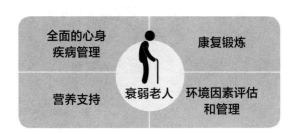

（王秋梅）

肌少症

　　随着增龄，人体组织器官不断地发生变化，与骨质疏松一样，肌肉也会发生质量减少和功能下降，当肌肉质量减少，伴有肌肉力量或躯体功能下降时即可考虑骨骼肌减少症（简称"肌少症"）。肌少症既是老年人躯体衰弱的原因，也是其临床表现。

▉ 肌少症的发生原因

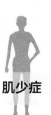

衰老

慢病、恶病质

神经退行性疾病

营养不良

肌少症

肌肉的废用性萎缩
如运动量减少

内分泌
皮质类固醇激素
GH、IGF-1
甲状腺素
胰岛素抵抗

◎ 肌少症的危害

① 肌少症可使"老年人的灾难性事件"——跌倒风险增加 3 倍。

② 肌少症患者日常生活活动能力差，严重者生活不能自理。

③ 骨骼肌是人体的蛋白质储存库，肌少症患者易感染、发生压疮、伤口延迟愈合。

④ 肌少症患者与老年人的不良预后、残疾率、死亡率和医疗费用增加有关。

◎ 肌少症的筛查对象

欧洲肌少症工作组建议，应该对所有 65 岁以上的老年人，尤其是有下列情况的老年人进行肌少症的筛查：

① 有明显的功能、力量、"健康"状况下降者；自诉有活动困难。

② 有反复跌倒史。

③ 近来有意外的体重下降（超过 5%）。

④ 住院后。

⑤ 其他慢性疾病，如 2 型糖尿病、慢性心衰、慢性阻塞性肺病、慢性肾病、类风湿关节炎和癌症。

肌少症的筛查过程

首先测定握力和步速来进行筛查，对握力和步速降低的老人，再进行人体肌肉含量测定。

肌少症的预防和治疗

肌少症是可防和可治的，但早期干预非常重要，一旦肌少症引起衰弱、功能显著丧失，已经对人体健康构成恶性循环影响，则很难干预。

预防和治疗建议如下：

（1）运动锻炼

老年人每周至少要进行持续 3 次每次 20~30 分钟的抗阻力和有氧运动。一般运动时心率不超过（170 – 年龄）即可，或者不超过 110 次 / 分，量力而行，循序渐进。

老年人可做举杠铃、做哑铃操、站桩、蹬车、蹬橡皮筋等或快走、慢跑、游泳、网球、跳舞等运动。

（2）营养支持治疗

充足的营养摄入也是保证肌肉质量的必需条件，尤其需要足量的蛋白质摄入。

能量供应 24~36 千卡 / 千克 / 天，保持体重稳定，避免体重过重或过低；蛋白摄入量为 0.8~1.5 克 / 千克体重，最好为优质蛋白（如牛奶、奶酪、鱼肉、鸡肉、花生、黄豆和鸡蛋等），分三餐摄入。

营养均衡富含优质蛋白的饮食结构，可参见中国营养学会提供的中国居民平衡膳食宝塔图。

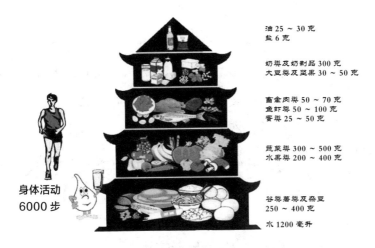

油 25～30 克
盐 6 克

奶类及奶制品 300 克
大豆类及坚果 30～50 克

畜禽肉类 50～70 克
鱼虾类 50～100 克
蛋类 25～50 克

蔬菜类 300～500 克
水果类 200～400 克

谷类薯类及杂豆
250～400 克
水 1200 毫升

身体活动
6000 步

中国居民平衡膳食宝塔（2011）

来源：中国营养学会

（王秋梅）

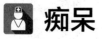 痴呆

什么是痴呆?

痴呆是老年常见病,但人老不一定就痴呆。痴呆是老年人的脑部疾病,患者的脑细胞数量减少和功能退化,脑部功能逐渐减退会导致记忆力下降、智力减退、情感和性格变化,最终引起日常生活能力下降甚至丧失。

老年性痴呆的 10 大警示症状

① 记忆力减退,影响日常生活。早期是近事遗忘。

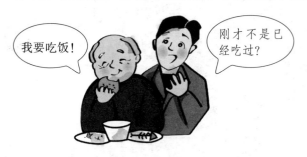

② 生活能力下降,做日常活动或家务也出现困难。如:不知道穿衣服的次序、做饭菜的步骤等。

③ 语言问题,言语空乏,表达不清楚,逻辑思维有障碍。 忘记简单的词语,说的话或写的句子让别人无法理解。

④ 时间、地点、人物混淆。在熟悉的地方（如自己居住的小区）也会迷路。

⑤ 判断力下降。如衣着不合适，夏天穿厚衣，冬天却披薄衫。

⑥ 理解力或合理安排事物的能力下降。如：跟不上他人交谈的思路，或不能按时交纳各种账单。

⑦ 将东西放错地方，会将东西放到奇怪的地方，如将衣服放在冰箱里。

⑧ 情绪不稳定，烦躁易怒，为小事发脾气，或较以往更淡漠、麻木了。

⑨ 人格改变：变得多疑、淡漠、焦虑或粗暴等。

⑩ 主动性丧失：整天昏昏欲睡，或对以前的爱好也兴趣索然。

如果您有任何的上述的痴呆警示症状，怀疑自己患有痴呆，该怎么办？

尽快到正规医院的以下科室去就诊：明确是否有痴呆，并明确引起痴呆的病因。

◆ 神经内科

◆ 老年医学科

◆ 心理医学科

■ 痴呆的常见病因

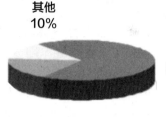

其他
10%

阿尔茨海默病
＋血管性痴呆
14%

血管性痴呆
17%

阿尔茨海默病
59%

■ 明确诊断痴呆后，我们该怎么办？

（1）患者要乐观地面对疾病

① 要树立信心，每天要积极乐观面对疾病，继续享受生活。

② 要与家人坦诚交流，家人及朋友的关心和支持有利于患者战胜疾病。

③ 求助于医生和专业人员：规律就医，接受正规治疗。

（2）痴呆的治疗目标

老年性痴呆和血管性痴呆不可治愈，通过药物治疗和行为干预可以达到以下疗效。

① 延缓各种日常生活能力的衰退，最大程度地维持患者功能状态。

② 改善各种认知功能和行为症状。

③ 提高患者的生活质量。

🔲 治疗痴呆有哪些方法？

① 应用益智的药物，如安理申、艾斯能、美金刚等。

② 治疗处理其他影响智力和情绪的问题，如慢性疾病、抑郁、听力和视力障碍。

③ 非药物治疗，如行为治疗、艺术治疗、音乐治疗、宠物疗法，认知行为治疗和人际关系疗法等。

🔲 如何护理痴呆患者？

总的原则是让痴呆患者尽可能维持功能，能安全地待在家中。

① 维持和改善患者功能。对日常生活活动尽可能不予帮助，尽可能维持其残余功能；可以通过练习和训练来维持患者生活独立自理。晚期患者要固定时间如厕，对尿失禁患者定时提醒排尿。

② 预防走失。尽量不要让病人单独外出，身上要带有"姓名、住址、联系人电话"的卡片，防止病人在外走失。

③ 创造安全的家庭环境。要经常检查家中的危险品、电器、沐浴设施等，勿让病人接触燃气、利器、药品、杀虫剂等，以防意外。

④ 为患者安排适量的其感兴趣的益智活动、身体锻炼活动。

⑤ 让患者在熟悉的环境中，每日活动可按时间计划表进行。交流时，说话要用简单的词句，可常给患者适当的提醒。

⑥ 痴呆早期的患者，可与其一起回忆过去的美好时光。

⑦ 把钟表、日历和提醒的便条放在醒目位置，来预防或减少患者的意识障碍的发生。

⑧ 对于复杂的行为问题，可咨询医生。

⑨ 每 3~6 个月定期到医生那儿随诊，保证患者得到规范和长期的治疗。

（王秋梅）

抑郁

抑郁是一种以显著而持久的心境低落为主要特征的综合征。抑郁综合征包括：心境低落、兴趣减退、精力丧失、睡眠紊乱、食欲和体重改变、精神运动性迟滞或激越、注意力不集中、无价值感以及自杀观念/行为。

抑郁的常见表现

① 悲观、绝望，甚至觉得活着没意思，出现轻生念头。

② 对以往的爱好都失去兴趣，体验不到快乐的感觉。

③ 觉得思考能力减退，记忆力下降，没有自信，不愿活动或出门。

④ 出现失眠、食欲减退、疲劳、乏力等各种躯体不适的症状。

⑤ 器质性疾病不能解释的躯体不适：

◆ 疼痛，如头痛、肌肉疼痛、腹痛及排尿疼痛等。

◆ 性功能障碍，男性病人可能出现阳痿、早泄，女性性冷淡、性感缺失等。

◆ 呼吸系统症状，过度呼吸、叹气、呼吸困难、胸部憋闷感等。

◆ 循环系统症状，心悸、胸部不适、心绞痛样发作等。

◆ 泌尿系统症状，尿频、小便不净感。

◆ 消化系统症状，恶心、呕吐、胃部不适感、口内不适感，味觉异常、烧心、打嗝、腹部胀闷感。

◆ 其他，如口渴、出汗、盗汗、头晕、眩晕等。

抑郁有什么危害?

① 抑郁情绪多影响工作、学习和社交。

② 如认知障碍、精力减退、睡眠问题、食欲改变影响患者生活质量。

③ 给患者增加负罪感、无用感和无安全感。

④ 引起患者的自杀意念和自杀行为。

什么情况容易出现抑郁?

（1）遗传因素

抑郁症与遗传有关，患者的后代患病的几率增大。但这并不表示只有父母长辈患抑郁症自己才会患上这种疾病，或者说自己患病一定会遗传给后代。

（2）神经生化因素

抑郁症患者大脑内的某些神经递质代谢异常，如

5- 羟色胺和去甲肾上腺素的浓度减小，导致患者精神活动和心理功能处于全面低下状态。

（3）心理社会因素

抑郁症与应激性生活事件（生活中的不幸，如失业、患病）以及自身性格都有关系，应激性生活事件可能成为抑郁症的诱发因素。

得抑郁症后你该怎么办？

① 树立正确的认识，不要因为存在精神心理问题而感到羞耻。

② 保持心情舒畅，调整情绪。

③ 尽早到精神心理专科医生门诊就诊。

④ 必要时可以考虑药物治疗。

患者家属要怎样做？

① 帮助患者定期门诊随访观察。

② 尽可能解除或减轻患者过重的心理负担和压力。

③ 帮助患者解决生活和工作中的实际困难及问题。

④ 积极为患者创造良好的环境，必要时可以考虑药物治疗，监督、督促患者按时服药。

（曾平）

营养不良

广义的营养不良，包括营养过剩和营养不足。

◆营养过剩：是指人到老年活动减少，而营养摄入无减少，可引起体重超重或肥胖。它是许多严重疾病的危险因素，尤其是心脏病、关节炎和糖尿病。

◆狭义的营养不良，是指营养不足，指饮食摄入不足或不均衡，而导致缺乏某些必需的营养物质。

所以，"老来瘦"不一定是好事，体重减轻也可能是营养不良的表现。

老年人群营养不良发病率很高，国外研究显示，约15%的社区及居家老年人存在营养风险，而住院老年患者的营养风险发生率更高，国外资料显示为62%，国内研究显示其发生率约50%。营养不良严重威胁老年人的生命健康。

为什么老年人容易出现营养不良风险？

①身体原因：老年人常存在食欲、味觉和视觉功

能减退，牙齿残缺、吞咽问题、早饱，以及食物的消化和吸收功能下降等问题。

②社会原因：独居生活、缺乏照顾等。

③医疗和心理原因：治疗和用药以及嗜酒、痴呆、抑郁、急慢性疼痛影响进食；或者因为疾病如糖尿病而过度控制饮食等。

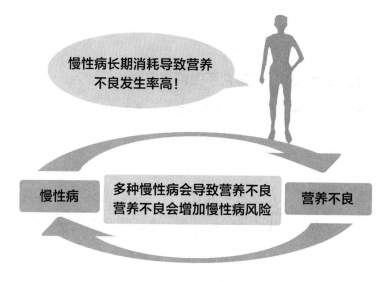

慢性病长期消耗导致营养不良发生率高！

慢性病

多种慢性病会导致营养不良
营养不良会增加慢性病风险

营养不良

老年人营养不良的危害

营养不良对老年人生命和健康有诸多不利影响，如：

①免疫力低下，感染的风险增加。

②伤口愈合缓慢。

③体力下降，易疲劳。

④ 瘦弱、肌肉减少、易跌倒、骨折。

⑤ 贫血。

⑥ 精神状况欠佳。

⑦ 其他影响有头发干枯、眼睛干涩、感觉障碍、容易怕冷等。

⑧ 住院时间延长，增加致死率、致残率和并发症的发生率。

老年人如何简单判断是否存在营养风险？

① 体重（kg）/ 身高^2（m^2）<18.5。

② 近 3 个月体重减少大于 5%。

③ 或近 6 个月内体重下降达 10% 以上。

④ 老年人出现食欲异常，进食明显减少。

如出现上述四条中的任何一条，应尽早到正规的大医院老年科或营养科就诊，明确是否存在营养不良，以便尽早开始合理的营养治疗。

如果可能存在营养问题，怎么办？

医生会帮助您：

① 进行身体检查和必要的化验，评估您的饮食习惯和进食情况，明确是否存在营养风险。

② 核查您的用药，因为许多药物可影响食欲、消

化和营养的吸收。

③综合评估可能影响您营养摄入的功能状态，如记忆、抑郁或日常生活能力，根据您的实际问题给出相应的建议。

④根据您的饮食情况，给予饮食指导：计算您需要摄入的能量，指导饮食搭配，保证水、碳水化合物、蛋白质、脂肪、维生素、矿物质和纤维素的足量摄入。

⑤老年人常有味觉和嗅觉功能丧失，可以通过应用调味品、食物的颜色多样化、不同外观等让食物变得更加诱人，而增加摄入。

⑥经口进食困难和不足者，要考虑口服营养补充、管饲营养支持或静脉营养。

什么是口服营养补充？

口服营养补充是通过口服肠内营养制剂，来补充提供代谢需要的能量和营养物质。它是一种最接近生理的、最方便的、最不影响生活的营养治疗方法。如无特殊情况，营养不良患者要首先考虑口服营养补充。

营养粉剂的冲调步骤：用勺取营养粉剂放于杯中，加温开水，摇匀，口服。

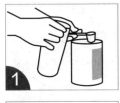 ① 取 9 平勺口服营养补充剂倒入杯中

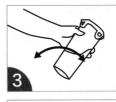 ③ 充分摇匀混合，待完全溶解即可食用

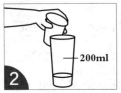 ② 加温开水至 200ml

200ml

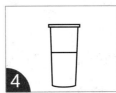

营养制剂与保健品不同

肠内营养制剂：来源于食物，但经过加工又优于食物，营养全面而均衡，满足人体的每日所需，能纠正营养不良。

保健品：多数保健品成分单一，特定人群使用可能具有一定的功能和作用，但很难起到全面补充营养的功能，不能治疗营养不良。

（王秋梅）

疼痛

  疼痛是一种令人不愉快的感觉和情感经历，是一种主观感受，伴有实际或潜在的组织损伤。在 65 岁及以上老年人中持续性疼痛很普遍，指由持续性伤害性刺激、神经病理或混合性病理生理机制所致，患者常合并功能受损或心理障碍；其特点和疼痛强度随时间波动。

家属如何识别和发现认知功能障碍老人的疼痛？

  ① 面目表情：轻轻皱眉、忧愁、受惊的表情、作苦相、前额皱纹、闭眼或紧闭双眼、任何扭曲的表情、快速的眨眼。

  ② 言辞、发音：叹息、呻吟、抱怨、咕哝声、叫喊、呼号、呼吸粗重、求助、谩骂。

  ③ 肢体动作：僵硬、紧张的姿势、戒备、坐立不安、频繁踱步、摇摆、活动限制、步态或灵活性变化。

  ④ 与他人交流的改变：易激惹、好斗、拒绝照料、社交减少、交际不适宜、混乱，孤僻。

  ⑤ 行为模式或日常例行事务的改变：拒绝进食、食欲改变、休息时间增加、睡眠、休息习惯改变、日

常例行事务改变、无目的的游荡增多。

⑥ 智力状态改变：哭喊或流泪、混乱状况增加、易怒或忧虑。

疼痛的治疗目标

疼痛治疗目标是缓解疼痛、改善功能、减少不良反应。

疼痛的非药物治疗

① 询问患者及其照料者，寻找病因，对因治疗。

② 强调自我调整治疗（如按摩、止痛膏和局部用药、热敷、冷敷、分散注意力、放松、听音乐）。

③ 鼓励持续性疼痛患者运动。

④ 对躯体性疼痛或严重情绪 / 人格障碍患者进行心理性疼痛治疗（如生物反馈、冥想、催眠术、针灸）。

⑤ 康复治疗会诊：利用机械装置减轻疼痛并增加运动量（如夹板），经皮电神经刺激，运动范围和日常生活能力训练。

⑥ 当多种保守治疗无效时，请疼痛科会诊采取介入治疗（如神经调节、神经轴索阻滞、注射治疗）。

疼痛的药物治疗

不建议自行服用止痛药物或保健品，推荐疼痛门诊就诊，制订具体方案。

止痛药物不良反应的处理

① 老年人对副作用更加敏感，要提前、预防性、有效地治疗不良反应。

② 告诫患者关于阿片类药物的镇静作用，且 1 周内可逐渐消退。

③ 告诫患者关于对乙酰氨基酚（扑热息痛）的中毒风险，计算所有用药（包括 OTC）中含对乙酰氨基酚的每日总剂量（健康成年人用量不超过 4g/d，老年人不应超过 2g/d）。

④ 阿片类药物治疗开始，同时预防性应用渗透性或刺激性缓泻剂。使用阿片类药物，监测口干、便秘、镇静状态、恶心、谵妄、尿潴留及呼吸抑制的发生。

⑤ 长期应用 NSAIDs，应定期监测胃肠道出血、肾功能不全和药物 — 药物及药物 — 疾病相互作用。

小贴士

对于持续性疼痛患者，镇痛不能看做是问题解决，进一步改善功能才是目的。老年患者开始药物治疗时，衡量获益／风险比值很重要。有效镇痛的要点是需要对疼痛定期再评估。

（金鑫）

听力减退

　　听力减退与增龄相关，是最常见的老年性感觉障碍，通常在 65 ～ 75 岁老年人中发病率可高达 60%。虽然是一种良性疾病，但是却妨碍交流，影响生活质量，可以造成家庭不和、脱离社会、自尊心消失、愤怒和抑郁。听力减退还与认知功能障碍以及行动能力下降之间存在相关性。

怎样初步判断听力减退？

　　① 注意对话过程中有无问题。

　　② 询问有无听力异常。比如：

　　◆ 平常与人交谈中您有听力问题吗？

　　◆ 您使用助听器吗？

　　③ 耳语测验：站在患者身后一臂长的距离，遮蔽非测试耳，充分呼气，用耳语声说出包含数字及字母的 3 个词（如 6–k–2），并让患者复述；如患者不能完整复述，则检测另一组，如患者不能复述 6 组中的至少 3 组，则提示听力减退；

　　④ 如果筛查阳性要去五官科就诊。

确定听力减退后怎样处置?

①第一步可以清除耳垢／耵聍：软耵聍可用注射器冲洗出，吸管或小勺取出；干硬耳垢需先用药使其变软以便于清除（必需在医院进行）；

②听力丧失的康复和治疗，如下表所示。

不同程度听力丧失的康复治疗和疗效

听力丧失程度	丧失分贝数	感觉困难的声音	对交流的影响	放大器及其他需要的设备
轻度	25~40	耳语	对小声或在环境有噪声时理解困难	在特定场合需要助听器
中度	41~55	对话	除了大声的言语都理解困难	常常需要助听器
重度	56~80	呼喊、吸尘器	仅能理解放大的语音	对所有交流都需要放大器
极重度	≥81	吹风机、汽车喇叭、电话铃声	对放大的语音也理解困难；可能会错过电话	可能需要应用读唇、辅助听力装置

听觉辅助装置

①助听器：适用于大多数听力减退者（注意：如果语言辨别率低于50%，使用助听器效果差）。

②耳蜗植入（耳鼻喉科医生的专长）。

与听力减退老人的交流技巧

① 说话前引起听者注意。

② 尽可能去除背景噪声。

③ 使听者能看到讲者的口唇：

◆ 面对面说话，距离听者 0.6~1.0 米；

◆ 不要用手、胡须或物品遮住口唇；

◆ 讲者面对光线，不要背对光线。

④ 说话要缓慢、清晰，避免大声喊叫；使用较低音调交流，短语结束时要停顿片刻。

⑤ 对着较好侧耳朵讲话。

⑥ 如果听者不理解，可改变用词而不是重复。

⑦ 把词语写出来，或用手势。

⑧ 请听者重复他／她所听到话语的意思。

⑨ 询问听力减退的老人，他／她认为的最佳交流方式。

（葛楠）

视力下降

老视

俗称"老花"。随着年龄增长，晶状体逐渐硬化、弹性减弱，睫状肌功能逐渐减低，从而引起眼调节功能逐渐下降。常于 40~45 岁开始出现近距离阅读困难。

治疗
到医院眼科进行验光配镜，一般 3 年应重行验光。

年龄相关白内障

年龄相关白内障多见于 50 岁以上的人群，随年龄增加，其发病率升高，80 岁以上的老年人白内障患病率为 100%。分为 3 种类型：皮质性、核性及后囊下性。临床分为初发期、膨胀期、成熟期和过熟期。

治疗
• 初发期：可进行显然眼光以矫正视力。
• 膨胀期：此期少数患者可出现晶状体体积增大，致前房变浅，从而出现继发性青光眼。此期患者应立即就医，行白内障摘除 + 人工晶体植入术。
• 未成熟期（初发期和膨胀期）：视力（VA）低于 0.4 时可行白内障摘除术。目前多采用小切口无缝线超声乳化白内障吸除术 + 人工晶体植入术。

> • 成熟期：可行白内障囊外摘除术，因切口较大手术需要缝线。

年龄相关的黄斑变性

50 岁以上发病，双眼先后发病或同时发病，进行性损害视力。临床分为萎缩型（干性）和新生血管型（湿性）黄斑变性。

危险因素： 年龄、吸烟、肥胖等。

临床症状

• 萎缩型老年性黄斑变性患者可出现视物变形，双眼程度相近，易被误认为眼睛"老化"。

• 渗出型黄斑变性表现为突然单眼视力下降、视物变形或出现中央暗点，另一眼可能在较长时间后出现症状，晚期患者可出现中心视力严重下降。

治疗

干性黄斑变性的治疗：

• 维生素 E：50~100 毫克，每天 3 次（最大剂量不超过 150 毫克，每天 3 次）；

• 锌剂；

• 保健药品：亮视康（1 粒/日）、乐目丁（2 粒/日）、博视康（2 粒/日）。

> • 饮食控制：补充 β 胡萝卜素、维生素C、锌、Omega-3 多不饱和脂肪酸。可通过食用深海鱼类，颜色鲜艳的蔬菜水果补充。

湿性黄斑变性的药物治疗：

> • 抗血管内皮生长因子（VEGF）药物：临床应用雷珠单抗（Lucentis）玻璃体腔内注射，目前国际标准治疗模式为每月一次，连续治疗三次，此后按需治疗。
>
> • 光动力疗法：静脉注射光敏剂维替泊芬（Verteporfin），并通过激光光凝使视网膜下新生血管萎缩。

自查方法

> • 用 Amsler 方格可发现眼底问题，可用于监测病情变化；
>
> • 干性的患者应经常使用 Amsler 表格自我监测，发现异常提示可能变为湿性的，需及时就诊。

干眼综合征

又称干燥性角结膜炎，指任何原因引起的泪液质和量异常或动力学异常导致的泪膜稳定性下降，并伴有眼部不适。

临床表现

• 眼疲劳、异物感、干涩感，其他症状有烧灼感、眼胀感、眼痛、畏光、眼红等。

• 眼部可见球结膜血管扩张，球结膜失去光泽、增厚、水肿、褶皱，泪河变窄或中断，有时在下穹隆见微黄色黏丝状分泌物，睑裂区角膜上皮不同程度点状脱落。

• 早期轻度影响视力，病情发展可出现丝状角膜炎，晚期出现角膜溃疡、角膜变薄、穿孔，偶有继发感染。

• 角膜瘢痕形成后严重影响视力。

治疗

• 轻度：人工泪液制剂，每天 4 次；睡前用润滑作用的眼膏；热敷加眼睑按摩。

• 中度：人工泪液制剂，每天 4 次；睡前用润滑作用的眼膏；可逆性封闭下泪小点。

• 重度：上述治疗措施联合；上、下泪小点封闭；置入泪液缓释剂；局部使用免疫抑制剂（环孢素，他克莫司）；保持眼部湿润环境，减少蒸发；睑缘缝合或颌下腺移植。

老年人眼科注意事项

① 突发视力下降应马上到有眼科的专科医院就诊。

② 需要每年进行视力及视野功能检查。

◆ 中心视力：常用国际标准视力表。

远视力：标准照明，被检者的视线要与1.0行平行，距离视力表5米。单眼自上而下辨认"E"字缺口方向。如被检者不能辨认表上最大视标时，可嘱被检者向视力表靠近，直至看清0.1，记录为：0.1×距离（m）/5。如在1m处仍看不到0.1，则辨认指数、手动、光感等，按检查情况记录视力。

近视力：检查距离一般为30厘米。对于屈光不正者，要改变检查距离才能测得最好近视力。以能看清的最小一行字母作为测量结果。

◆ 周边视力（视野）：视野粗测采用对照法，即面对面检查法，Amsler方格，如有异常，建议眼科检查。

③ 必要时散瞳进行眼底检查。

（葛楠）

93

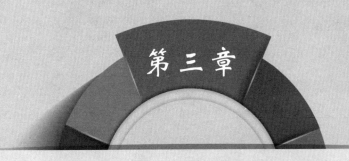

第三章

老年人健康管理

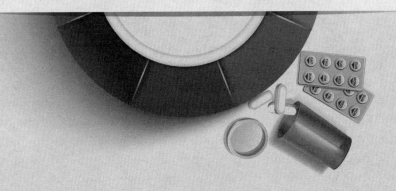

老年人患病特点

常患有一种或多种慢性疾病

慢性疾病（简称"慢病"）通常是不可治愈的，但是可以控制，肿瘤、心脑血管病是造成死亡的主要原因，需要尽早采取健康的生活方式。一位老人同时患有 2 种及以上慢病，称为共病，约七成老人患有三种慢病，造成多科就诊、多重用药（超过 5 种药）、重复检查，并且可能出现不同疾病之间的诊治方案是相互矛盾的。

老年问题和老年综合征

老年问题和老年综合征是老年人特有的影响生活质量的问题。由多种原因引起的一组表现称为老年综合征，包括跌倒、步态异常、视力障碍、听力障碍、睡眠障碍、抑郁、痴呆、便秘、尿失禁、营养不良、肌少症和衰弱等。衰弱是指身体变得脆弱，抵御外来打击的能力降低，表现为体重下降、疲倦、活动量降低、没有力气。衰弱老人犹如花瓶，需要小心呵护，感冒、丧亲、手术、肿瘤化疗等打击会使他们进入功能下降阶段，带来一系列不良后果，增加失能、死亡的风险。

功能下降

功能状况是指老年人完成基本日常生活的能力，包括：照顾自己的方面（穿衣，沐浴，如厕，洗漱，自己吃饭），工具的使用情况（打电话，洗衣服，做家务，购物，处理家庭财务，服药，正确使用交通工具），以及移动能力（从一个屋子走到另一个屋子，爬一段楼梯，走出家门）。如果不能完成这些活动，则不能独立居家生活，需要照顾，称为失能/部分失能、功能依赖或生活不能自理。高龄、共病与功能下降密切相关。

老化

老化是指随着年龄增加人体发生的变化，即使不生病，老化也是不可避免的。除了年龄因素外，多种因素会影响老化过程，包括遗传、环境、疾病等影响。老年人可以出现记忆力减退，需要与痴呆区别，尿失禁是老年综合征，不能认为是老化的表现。

老年人怎样去看病呢？大多数人会认为，那就有什么病就看什么专科吧，但随之而来的是常辗转不同医院、不同科室看不同的疾病，怎样取舍各专科医生的处方和建议？

所以，老年人的健康状况的差异很大，与成年人有很大的不同。不单单治疗某个疾病，更重要的是维护老年人的功能。首诊看病，建议看社区熟悉您的医生或老年科医生，更加关注"全人"医护照料的综合管理。

（葛楠）

疾病的筛查与预防

　　老年人每年 1 次的体检是必要的，但是否与青壮年一样全套都需要呢？答案是 NO。老年人全套从头到脚体检不但增加老人的负担及费用，而且这种"撒大网"的结果是老年人拿着一大张体检结论在大医院中的各专科就诊，得到的是各专科处方，取回家的是一大堆药物。多重用药等医源性问题随之产生。

　　另外，避免过度的放射线暴露，无症状的全身放射线检查是没有意义甚至有害的，如无症状的全身 PET 检查。所以，老年人应该进行有老年特色的目标性查体，即进行有针对性疾病筛查与预防，而不是"撒大网"式的检查，老年人的检查主要集中在慢性病和肿瘤的筛查。

首先是老年人的慢性病检查

　　① 血压、血糖、血脂、尿酸、体重每年检查 1 次，骨密度检查在 60 岁后至少需要检查 1 次。

　　② 老年人除了常规的体检项目外，尤为重要的还

有感官功能检测及生活能力的评估。

③ 视力 / 听力筛查——每年 1 次。

④ 老年认知评估——简单几个问题如定时、定位、读表、计算等就可对认知功能进行筛查。

⑤ 老年人的跌倒评估，因为老年人是跌倒发生的高危人群——注意老年人的起立、行走、步态。

⑥ 老年人的营养非常重要，俗语"有钱难买老来瘦"存在一定误区，老年人要重视营养。

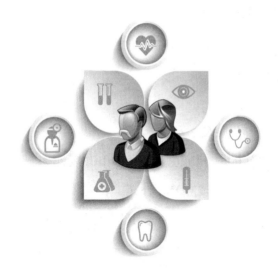

■ 肿瘤的筛查：老年目标性查体的一个重要项目是肿瘤的筛查

目前肯定的明确获益的肿瘤筛查包括：

① 每年一次的便常规 + 潜血检查是有意义的。

② 胃癌的筛查每 5 年一次即可。

③ 结直肠癌的筛查 5~10 年一次。

④ 女性乳腺癌的筛查有意义，每年 1 次超声检查是必须的。

⑤ 女性宫颈癌筛查对于超过 65 岁的妇女，如果近期连续两次或三次检查结果正常，可以考虑停止筛查。

⑥ 肺癌的筛查注意在吸烟等高危人群进行。

▌疾病预防措施

① 戒烟。

② 限酒。

③ 膳食平衡。

④ 体力及康复活动。

⑤ 疫苗接种（流感疫苗每年 1 次接种）。

⑥ 营养补充剂（ONS 补充，针对偏瘦老人）。

⑦ 每日服用多种维生素 1 片也是不错的选择。

（陶晓春）

健康生活方式

　　健康的生活方式是指个体或团体在日常生活中表现为有利于自身和他人的健康行为。

健康生活方式的重要性

　　在诸多影响人类寿命的因素中，生活方式占 60%、遗传因素 15%、社会因素 10%、医疗 8%、环境因素 7%。可见生活方式对于健康长寿起到的作用远超过医疗。

　　健康生活方式可以降低常见慢性病的发病率，延缓慢性病并发症的发展，提高生活质量并延长寿命。已经证实，无论从任何年龄开始，健康生活方式均可使人类获益。而且行动越早，获益越大。

健康的生活方式有哪些？

　　早在 1992 年世界卫生组织《维多利亚宣言》即提出健康四大基石，即合理膳食、适量运动、戒烟限酒、心理平衡。

　　（1）合理膳食

　　能提供全面、均衡营养、易咀嚼和消化的膳食。食物多样化才能满足人体各种营养需求并达到促进健康的目的。中国营养学会编著的《中国居民膳食指南》（2011版）为合理膳食提供了以下指导：

① 能量摄入25~34千卡/（千克·天）、碳水化合物55%~60%、蛋白质1.0~1.2克/（千克·天）（65~75克）、脂肪供能20%~30%。

② 三餐定时定量，遵循"早餐吃好，午餐吃饱，晚餐清淡并要早"的原则，细嚼慢咽。

③ 减少烹调用油（植物油小于25克/天，约2平勺），减少饱和脂肪酸、反式脂肪酸和胆固醇的摄入；增加单不饱和脂肪酸（橄榄油）和 ωΩ-3 多不饱和脂肪酸（深海鱼）的摄入。

④ 低盐：食盐5~6克/天（1个啤酒瓶盖大约5克）。

⑤ 膳食纤维（平均14克/千卡），适量坚果（25克，约1把）。

⑥ 钙1000~1200毫克/天（平常饮食之外，另补充钙剂500~600毫克/天），VD3 1000 IU/天，每天前臂暴露日光浴20分钟（纬度35°以北冬季无效）。

⑦ 水分6~8杯/天（220毫升/杯）。

（2）活动锻炼

个体化，量力而行，持之以恒。

① 有氧运动：预防糖尿病、跌倒、痴呆，改善心肺功能，维持ADL、步速，降糖，控制体重。运动

"3，5，7" ——每天 30 分钟，每周 5 天以上，心率达到 "170- 年龄"（运动后即刻摸脉 15 秒 ×4，一般不宜超过 110 次 / 分（或稍感气喘）。轻中度运动如快走（散步效果不大）、慢跑、游泳、舞蹈、太极拳、健身操等是比较适宜的运动。

② 抗阻锻炼：有助于保持肌肉体积与力量，预防跌倒、肌少症。每周 2 次，如亚铃操、站桩、蹬车、游泳、阻力带训练等。

③ 平衡与协调锻炼：预防跌倒、单腿站、太极、舞蹈等。

（3）保障睡眠

老年人通常保证睡眠 5~7 小时 / 天。

（4）参加家务劳动和社会活动

保持人际沟通，避免不良心理问题（抑郁、焦虑、孤独、多疑等），多参加社交活动。

（5）益智活动

记忆训练、学外语、游戏。

（6）寻求良好的家庭社会支持

改造居所环境，避免独居，家庭和社区要及时发现和干预老年人受忽视和受虐，保证老人的食物供给。

（7）缺憾教育

教育老人和家属，认识到老年期是逐渐失去的时期，90% 老年人患有慢性病（如高血压发病率 90%，糖尿病和糖耐量低减超过 20%，骨质疏松女性比例占 50%），了解这个变化过程并适应。

（8）去除或控制共同危险因素

① 控制体重：正常成人 BMI 18~24 千克 / 平方米。由于老年人身高变矮，因此 BMI 没有明确截点值，可适度超重（亚洲人 BMI 在 22.6~27.5）。

② 戒烟：

◆ 戒烟 1 个月，肺功能改善 30%。

◆ 戒烟 1 年，冠脉硬化风险减至吸烟者的一半。

◆ 戒烟 5 年，肺癌死亡率、心梗发病率降至非吸烟者水平，多种肿瘤发病率明显下降。

◆ 15 年内，冠脉硬化风险与非吸烟者相同。

◆ 任何年龄戒烟均可获益，35 岁前戒烟，则各种疾病的风险与非吸烟者相近。限酒（酒精少于 42 克 / 天，或少于 98 克 / 周）。

③ 基本数值达标：

◆ 老年人正常血脂范围：胆固醇（TC）3.1~6.2mmol/L，低密度脂蛋白胆固醇（LDL-C）1.8~3.9mmol/L，高密度脂蛋白胆固醇（HDL-C）大于 1.0mmol/L，甘油三酯（TG）0.8~2.3mmol/L。其中最主要指标是 LDL-C 达标，根据心血管病的综合危险，高危人群小于 2.6 mmol/L ，极高危小于 2.07 mmol/L 。

◆ 老年人正常血压值小于 140/90 mmHg；高血压降压目标值小于 150/90 mmHg；若舒张压小于 60 mmHg，则收缩压控制标准可放宽至小于 170 mmHg。

◆ 血糖：糖化血红蛋白（HbA1C）正常水平 5.0%~6.5%；对于无并发症和共病的老年糖尿病患者控制在 7.0%~7.5%。

（9）规律查体与预防

每年进行 1 次针对性查体，跟进预防措施，如冠心病一级预防，骨质疏松、跌倒的预防，疫苗接种等。

（10）恰当的医疗诊治行为

① 避免多重用药、过度检查和重复检查。

② 避免长期住院。

③ 就诊时带上用药记录单（包括保健品和非处方药）、完整的既往疾病诊断记录单及药物过敏史。

④ 用药种类不宜多，并定期调整。保健品、中草药等替代治疗也有潜在不良反应风险。

⑤ 定期做老年综合评估，特别是那些共病、老年综合征、多重用药、功能残障、高龄和衰弱的老人。

（葛楠）

多重用药

同时使用 5 种及以上药物，包括非处方药和保健品，就是多重用药，属于常见的老年问题之一。

为什么老年人多重用药现象普遍？

因为老年人常常患有多种慢性疾病，需要接受多种药物治疗。就诊不同专科和多家医院，医生不了解您的用药情况，就有可能出现重复用药。

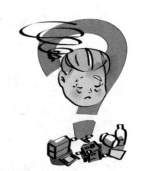

多重用药会给您带来哪些危害？

① 老年人肝肾功能下降，药物代谢和排泄受到影响，多重用药增加了药物 – 药物之间发生相互作用的风险，其中约 10% 可能出现较严重的不良反应。

② 服药种类及次数多，容易发生多服、漏服。

③ 增加医疗花费。

选择药效可靠、安全性高的药物对老年人来说至关重要。

为了安全合理用药，您可以做什么？

① 填写用药记录单（见下表），包括药品名称、用法／用量、起／止时间、是否发生不良反应等相关信息。非处方药、中成药及保健品也应列入。连续填写，保留备份，并记录您是否对某些药物过敏。

用药记录单

姓名		年龄		慢病诊断		
药品名称	药品规格	每次剂量	每日次数	开始日期	停用日期	备注

② 每次就医时，都要将用药记录单出示给医生或药师，最好能够将药盒带来，方便药师详细了解您服用药物的剂型、剂量等信息。

③ 当您出现新症状时，可能由新开的药物导致，这时需要找医生咨询，而不是"加药"。定期（每年1次）请熟悉固定的医生或药师，或者去老年综合门诊核查用药记录单，确保您正在服用的药物适合您当前的病情。

④ 医生给您处方新的药物时，您应询问：用药的目的，以及如何服药（如服药时间、剂量、注意事项及疗程等）。对症治疗的药物若无效或症状已消失可遵医嘱停药。若发生药物不良反应，应与医生沟通，

由医生判断是否停药或改变治疗方案。

⑤ 可使用分时药盒帮助您定时规律服药。不要服用过期药物。

⑥ 不要迷信和滥用广告药或营养保健品。

⑦ 自购非处方药服用要谨慎，一些药物可能不适合老年人服用，也可能会与您正在服用的药物发生相互作用。

（闫雪莲）

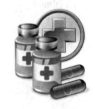

看病前的准备

　　看病前需要准备好之前的就诊病历，包括出院记录、门诊病历、化验单、彩超单、CT 片、核磁片等。以下是老年人看病的常见误区。

误区一：反正也要再复查，本次就不用拿了

　　解释：因为老年人可能存在认知障碍，有时不能准确的表述病情，这些既往的资料是医生系统了解患者病情的最好途径。而且跟本次复查也有个比对，哪些指标好转了，哪些指标变差了。有时候化验指标在正常范围可能不能反映患者目前的真实情况，而指标的变化趋势能更早期的发现患者潜在的问题。

误区二：反正医生也要重新开药，本次就不用拿了

　　解释：好多患者不能很清楚的说明自己的用药情况，医生对患者用药的调整也要基于患者之前的用药；更重要的一点，患者目前的不适，有时候很大程度跟之前不合理用药有关，如药物性肝损害，单纯加用保肝药，而不及时调整损伤肝脏的药物，不能起到真正的肝脏保护。

　　◆ 准备好用药清单，包括保健品，至少将药盒拿来。

误区三：去看病就全交给医生了，医生给我调好药就行了

解释：治疗是一个互动的过程，多数情况不是吃点药就能解决患者的所有问题，很好的遵照医嘱执行，如功能锻炼、饮食控制、生活方式的改善、坏习惯的戒除等，这些都需要患者能很好的理解医生的话，老年人多有听力和视力问题，能清楚地看到和听到医生的嘱托，对患者病情的改善有很大帮助。

◆准备好助听器和眼镜。

误区四：只要我看医生，我的慢性病就能好，住院能解决我所有问题

解释：既然为慢性病，就要做好长期准备，已经出现器质性病变了，再想回转回去多数情况下是不可能的，但也别灰心，老年科可以使功能状态得到一定的恢复，改善生活质量。住院只是解决眼下急性发生的病情变化，多数疾病需要在家长期调养，且有些抵抗力低下的患者长期住院只会增加感染的几率，医院内感染的病菌比在社区感染的病菌要厉害的多，也难治得多。

◆对慢性疾病的期望值不要过高，住院有利有弊。

（金鑫）

生前预嘱

　　您是否知道在生命的尽头，您有选择要或不要哪种医疗照顾的权利？当全世界仍然在死亡的阴影中讨论"安乐死"是否应该合法化的时候，"生前预嘱"使那些处在生命尽头的人沐浴在一片阳光中。在许多国家和地区，人们正在寻找保持临终尊严的办法，而"生前预嘱"正是为帮助您实现这种愿望。

什么是"生前预嘱"？

　　"生前预嘱"是人们"事先"，也就是在健康或意识清楚时签署的，说明在不可治愈的伤病末期或临终时要或不要哪种医疗护理的指示文件。

　　签署"生前预嘱"的委托人一旦身处不可治愈的病痛末期或临终时，可以选择放弃使用那些只是延长死亡过程，而生存毫无质量的生命支持系统的过度治疗，比如人工呼吸器、心肺复苏术或喂食机器等，而选择让生命自然逝去，也就是"尊严死"。

　　试想一下，当一个人的生命走到尽头，却不能安详离去，却要忍受心脏按摩、气管插管、心脏电击以及心内注射等惊心动魄的急救措施；即使急救成功，往往也不能真正摆脱死亡，并很可能是依赖生命支持系统而维持毫无质量的生存状态。

▣ "生前预嘱"的历史

您虽然已经知道什么是"生前遗嘱"，但它在我们国家出现时间并不长，或许您对它并不完全熟悉，一起来学习一下吧！

早在 1976 年 8 月，美国加州已通过"自然死亡法案"，允许不使用生命支持系统来延长不可治愈患者的临终过程，也就是允许患者依照自己的意愿自然死亡。到目前为止，美国 35 个州都通过了"自然死亡法"。在那里生活的所有人只要愿意，都可以通过签署"生前预嘱"，按照个人意愿选择病危或临终时要或不要哪种医护治疗方法。

近几年，中国也有越来越多的人知道自己享有这种权利，并运用这种权利追求更自然、更短暂的"自然死亡"，也就是"尊严死"。

▣ "生前预嘱"10 问

（1）在什么情况下可能选择"尊严死"？

◆ 患者确实生命垂危，痛苦难忍，现有医学条件无法医治，死亡成为必然；

◆ 亲属确实是出于人道考虑提出的申请，不存在不良企图；

◆ 医疗机构没有违反规定进行不良诱导；

◆ 最重要的是允许患者"尊严死"的决定必须经过合法组织机构的严格审查。

（2）"生前预嘱"如何帮助您和您的家人？

由于问题都经过事先讨论，所以，即使当您因伤病严重到不能为自己的医疗问题做决定时，您的家人也能通过这份文件明确的知道您要或不要哪种医疗护理及救治措施。这使他们能做出符合您本人愿望的正确选择。

（3）什么是"生前预嘱"中的"我的五个愿望"？

"我的五个愿望" 是专为有意愿自主进行"生前预嘱"选择的人士提供的意愿表达平台，它是一份容易填写的表格文件，能够帮您明确表达一些重要的医疗意见，尤其是当您因伤病或年老无法对自己的医疗问题做决定的时候。其内容分别是：

◆ "我要或者不要相关医疗服务"。

◆ "我希望使用或不使用生命支持治疗"。

◆ "我希望别人怎么对待我"。

◆ "我想让我的家人和朋友知道什么"。

◆ "我希望谁帮助我"。

其中，每个"愿望"下有 1~11 个内容，总计 42 个细分条目，以打勾方式进行填写。

该文本总原则是，如果因病或因伤导致身体处于"不可逆转的昏迷状态"，"持续植物状态"或"生命末期"，不管是使用何种医疗措施，死亡来临时间都不会超过 6 个月，而所有的生命支持治疗的作用只是在延长几天寿命而存活毫无质量时，希望停止过度救治。

（4）如何填写"生前预嘱"？

可以登录"选择与尊严"网站，自愿填写"生前预嘱"，并随时修改或撤销。

◆ "选择与尊严"网站（网址：www.xzyzy.com）是国内首家倡导"尊严死"的公益网站。其发起人是已故大将罗瑞卿的女儿罗峪平（又名罗点点）和陈毅元帅的儿子陈小鲁等人。

◆ "选择与尊严"公益网站在"我的五个愿望"文件基础上，根据中国法律环境和使用者的特点做出修改形成了"生前预嘱"文本格式。

（5）"尊严死"是不是就是"安乐死"？

"安乐死"是通过注射药物等措施帮助患者安详地结束生命，是积极、主动的，带有协从性质的"助死"，目的是为了结束进入临终状态患者的痛苦；而"尊严死"是一种自然死亡状态，是指对没有任何恢复希望的临终患者或植物人停止使用呼吸机和心肺复苏术等过度治疗手段。目的是减轻肉体痛苦，并尊严离世。

（6）为什么很多人能接受自己尊严死，但给亲属实施尊严死却很难？

其主要障碍来自心理和观念，"生前预嘱"还是一个比较前沿的小众话题，且中国人忌讳谈"死"，提倡"尊严死"必然会冲击"百善孝为先"的传统观念。我们讲"孝"，就是要对父母好，并因爱与不舍而在他们生命弥留之际尽力"留住"他们，这些传统的做法却又与"尊严死"概念不相容。

（7）"生前预嘱"改变了什么？

许多美国人认为，"五个愿望"完全改变了他们对死亡的想象，改变了他们面临死亡时的谈话内容和方式，甚至改变了他们对生命的看法。他们不仅能在事先对自己履行最后的责任，更能在病重和临终时得到善良的对待。他们不仅能要求缓解身体的痛苦，更能在精神上得到极大的安慰。他们在生命尽头感受到了爱与关怀，感受到个人的意愿被尊重，他们的亲人也因此更能面对他们的死亡。

（8）"生前预嘱"是谁的权利？谁的选择？

既然"生前预嘱"是人对自己生命尽头时要或不

要哪种医疗照顾的决定和选择，那就牵涉到一个非常重要的问题，即人应该有这种权利吗？通过签署"生前预嘱"来选择自己在生命尽头要或不要哪种医疗照顾的方法，是文明的礼物，是现代社会、法律和伦理赋予人的基本权利，它不是由任何人，而是由自己对自己做出的自主决定，最大限度地解放了我们对生命的认识。

我们现在可以简单而明确地说"生前预嘱"，我的权利，我的选择。

（9）"生前预嘱"合法吗？

一个人通过签署"生前预嘱"来决定自己在病重或临终时要或不要哪种医疗照顾的行为，和法律意义上的"安乐死"无关。近年来各文明国家的趋势是制定"自然死亡法"，并推动"生前预嘱"成为正式法律文书，以赋予病人在疾病末期拒绝无意义治疗的权利。尽管我国大陆地区还未通过"自然死亡法律"和其他相关法律，"生前预嘱"也还不是法律文件，但以上做法，对目前环境下如何推广"生前预嘱"的概念，并使更多人知道并行使属于自己的这份权利，提供了非常好的答案。

（10）何时签署"生前预嘱"？

一定是"事先"，甚至应该提倡在健康情况较好，心智未出现任何问题的时候签署"生前预嘱"，并且最好地点不是在医院抢救室或监护病房，而是自家的客厅。因为这种在正确时间和正确地点展开的讨论才可能是真正充分和明智的。

做决定时，不仅要与专业工作者讨论，更要征询经治或主治医生的意见。因为他们不仅更了解患者的病情，并能对要或不要哪种医疗照顾进行专业的解释，如他们清楚地知道各种选择会导致什么后果。

备注

一份设计完备的"生前预嘱"发挥作用的五个关键点是：

① 事先的充分了解和讨论 。

② 与专业人员沟通并获得共识和认可。

③ 明确的自主意愿表达。

④ 可随时改变主意。

⑤ 必要时的委托和代理。

最后的安宁

愿"生前预嘱"中蕴含的人性力量，帮助您与我！

愿每一位生而为人的精灵以自然、尊严的方式面对死亡。

（康琳）

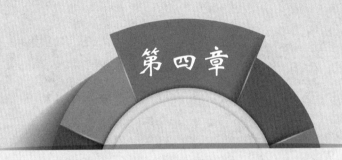

第四章

老年人安全照护

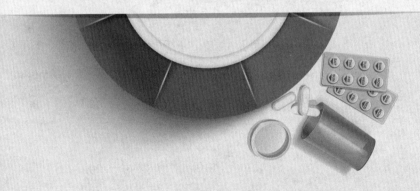

家庭环境安全

居家老人家庭安全很重要，需注意防患未然。

① 对于视力不好的老人，家里不宜放置落地灯之类的一碰就倒的电器。

② 居家老人家中尽量避免购置有棱角的家具。若家具有棱角要用泡沫或者软布包起来，以防碰伤。

③ 用电安全，家用电器应当同暖气设备、煤气设备分隔，避免电气线路绝缘层遭到破坏。

④ 阳台上少放东西。一方面放置东西超过承重能力，将有倒塌的危险；另一方面在阳台上放置可燃物品，楼上若有人吸烟乱扔烟头，还有引起火灾的危险。

⑤ 燃气热水器与淋浴喷头，不要放置在同一个房间，避免通风不良，用燃气热水器时产生一氧化碳，使人中毒。

⑥ 避免使用地毯，预防跌倒的发生。若铺设地毯、壁纸，最好选用阻燃型的，以增强防火能力。

⑦ 起居室、卧室、卫生间、厨房、走廊的墙上，根据需要安装扶手，扶手标准高度为85cm。

（高秋云）

噎食的预防及处理

噎食是指进食时，食物突然堵塞食道或气管而出现的吞咽困难、剧烈咳嗽或呼吸困难等。噎食可发生在任何年龄，以小孩和老人为主。

为什么老年人容易出现噎食？

老年人噎食多因生理的改变，老年人的咽和食管在生理、形态结构上均出现退行性改变，食管的推进、收缩和舒张的幅度减小，以致老人在进餐时易出现吞咽障碍。

老年人如何预防噎食？

首先，应保持心情舒畅。

其次，要起居有常，坚持晨起锻炼身体，饭后散步。

第三，要饮食有节，食物宜清淡，易于消化，多食滋阴生津之食，如新鲜的瓜果蔬菜、鱼、肉、蛋、鸭等；少食肥甘厚腻、生冷粗硬的食物，少吃辣椒等燥热生痰的食物。

第四，进餐时不宜急躁，要细嚼慢咽，硬食要切碎煮透，不吃滚烫的食物。

如何应对噎食？

食物堵塞气管要及时全力抢救，要在紧急致电"120"或向医疗单位求助的同时，争分夺秒进行如下救护：

神志清楚的噎食患者：要敦促其主动用力咳嗽，通过咳嗽产生的气流，将堵塞呼吸通道的食物清除出来或造成可以保持呼吸的空隙。在患者主动自救的同时，要让患者坐着，上身前倾，救护者在患者的背后两肩胛之间以手掌根部快速有力地拍击四下，或者救护者以双臂从患者背后合抱其腰部，一只手握拳，另一只手的手掌压在拳头上，对准患者上腹部以拇指侧快速向内上方冲击四次。目的在于驱使肺内的气体冲击气道，以便把气道内或声门处的食物排出或造成空隙而恢复呼吸。

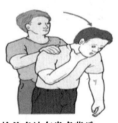

① 抢救者站在患者背后双臂环抱患者

② 一手握拳，另一只手的手掌压在拳头上

③ 使拇指掌关节突出顶住患者腹部正中线脐上部位

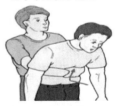

④ 连续快速向内、向上推压冲击 6 ~ 10 次

海姆利克氏急救法示意图

125

神志不清的噎食患者：让患者侧卧，救护者一面用一指压下患者的舌头，一面在患者的背后两肩胛之间以手掌根部快速有力地拍击四下；或者让患者仰卧，头后仰，救护者以一手（或两手相叠）掌根顶住患者上腹，快速向内上方冲击四次。目的同样是驱使肺内的气体冲击气道，以便排除堵塞，恢复呼吸。

进食黏稠食物的噎食患者：进食"汤圆"、"年糕"等黏性比较大的食物所出现的噎食，除用上述介绍的办法之外，可采取用手指掏出或夹出堵塞食物的办法。无论是大人或小孩，均取侧卧位，以食指或食指及中指沿喉咙的内壁伸入喉咙深处，掏出或夹出食物。只要使喉咙与堵塞的食物之间保存一点空隙，就能保持呼吸，也就能保住生命。

用上述各种方法都未能解决问题的患者：要积极进行"压胸人工呼吸"，即让患者仰卧地上，救护者跪姿握住患者双手，在患者胸部推压之后，立即举其双手至肩膀以上，反复施行。此法既是"人工呼吸"，也同样有产生冲击气流，排除堵塞食物的作用。倘若堵塞仍无法解除，还可以用大注射针头经颈部正中穿刺入气管，以开放气道，保住生命，为后续医务人员进行进一步救治赢得时间。

（高秋云）

旅行安全

老人在旅行前该做什么准备？

（1）选择适宜的出行季节

最佳的时期，应该是春秋两季，夏季容易中暑。

（2）选择适宜的景点

对于老年人来说宜少游山，多玩水，多游古典园林，因为游山免不了要登高涉险，老年人的腿脚毕竟不如年轻人利索。

（3）不能参加剧烈活动的旅游项目

老年人外出旅游最好选择环境优美、空气清新的城市作为旅游目的地，不宜长时间车、船旅行，可选择周边游、短线游。

（4）旅游时长适度

老年人出外旅游以不疲劳为原则，一般 3~5 天为宜。

（5）旅行前要做健康检查

老年人出行前体检（如心电图检查），可以及早发现潜藏的病患，一旦发现有不适宜参加旅行的病症，就应当机立断放弃旅游而就医。

（6）旅行需带物品

◆ 轻便、保暖的衣服，便于增减和替换。

◆ 最好要穿一双适足、松软、透气的鞋。

◆ 必要时需要随身携带拐杖、手电、口哨、信息卡。

（7）携带一些必要的药品

这些药品包括以下三类。

◆ 急救药品：如硝酸甘油、速效救心丸。

◆ 常规用药：慢性疾病用药，如高血压药、糖尿病药、冠心病药，药量应充足并富余。

◆ 应急药品：防便秘、腹泻、感冒、过敏，以及外用药物。

有慢性病的老人外出旅行，特别是冠心病、糖尿病、哮喘、高血压等病，一定要带上且多带一些有关药物，一旦犯病要及早用药，并把自己的病告诉同行者，以便互相关照。

什么是 DVT？

DVT（Deep Vein Thrombosis, DVT），中文名称"深静脉血栓形成"，是指在深静脉血管内血液发生凝固或血液中某些有形成分凝集形成固体质块的过程。DVT 通常出现在下肢。

▐ DVT 有什么表现和危害？

DVT 主要表现为小腿部疼痛和轻度肿胀，更为严重的则表现为臀部以下肿胀，下肢、腹股沟及患侧腹壁表浅静脉怒张，皮肤温度升高。

一旦血液凝块从静脉壁上破碎、脱落，它会随着血流移动，引起急性肺栓塞。大块血凝块脱落可致患者立即死亡，反复小块脱落可导致慢性血栓栓塞性肺动脉高压。DVT 也可能发展为"患肢后遗症"，症状包括水肿、小腿色素沉着、静脉性溃疡和肢体残疾等。

▐ 旅行中如何预防 DVT？

◆ 避免长时间车、船旅行，乘坐适宜的交通工具，如火车旅行可选择卧铺。避免长时间保持一个姿势，长途旅行途中应经常走动或变换双腿姿势。

◆ 可穿戴弹力袜缓解下肢的水肿。

◆ 每日睡前温水泡脚，促进血液循环，可按摩脚底，睡时脚下垫适宜高度的软枕，促进血液回流。

（高秋云）

健康过年

在老年人群中，"节日综合征"的发病率逐年升高。如何度过一个健康祥和的春节呢？

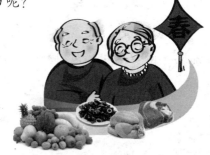

饮食方面：饮食荤素搭配，多吃水果和蔬菜

① 选择品种多样的水果与蔬菜。

老人每天至少摄入五种水果和蔬菜。多食用深色的蔬菜和水果，如深绿、明黄和橙色水果或蔬菜。

② 选择富含纤维素的主食，如糙米。

主食可加入蔬菜一起烹调，为了方便老年人咀嚼，尽量挑选质地比较软的蔬菜，像西红柿、丝瓜、冬瓜、南瓜、茄子及绿叶菜的嫩叶等，切成小丁块或是刨成细丝后再烹调。这样也可以确保老人每天的蔬菜摄入量。

③ 严格低脂肪饮食，忌大鱼大肉。

老年人摄取油脂要以植物油为主，肉类可以选择鸡肉、鱼肉来代偿。

④ 注意摄取足量的蛋白质。选择植物性优质蛋白。

⑤ 清淡饮食，少盐少味精。

味觉不敏感的老年人吃东西时常觉得索然无味，可利用一些具有浓烈味道的蔬菜（香菜、香菇、洋葱）或中药材（气味浓厚的当归、肉桂、五香、八角或者香甜的枸杞、红枣）来取代盐和酱油，勾起老人的食欲。

⑥ 少量多餐，切忌暴饮暴食。

⑦ 多喝水。

鼓励老人在白天多喝白开水，晚餐之后，减少摄取水分，可以避免夜间上厕所，影响睡眠。

保持生活的规律性

过节期间，日常生活方面老人还要格外注意保持生活的规律性。

① 情绪稳定，规律生活。不要过度劳累及兴奋，不要长时间在牌桌上。

② 坚持服药，根据病情按时按量服用，不可自行停药。家中应常备心脏类、胃肠类、呼吸类、抗过敏等应急药物，以备不时之需。

③ 保证睡眠充足，适当午睡。

④ 注意防寒保暖，室内通风。

（高秋云）

预防中暑

中暑是指在高温和热辐射的长时间作用下，机体体温调节障碍，水、电解质代谢紊乱及神经系统功能损害的症状的总称。

怎样预防中暑？

（1）出行最佳时间

最好不要在 10 ~ 16 点时在烈日下行走，因为这个时间段的阳光最强烈，发生中暑的可能性是平时的 10 倍。老年人、有慢性疾病的人，特别是有心血管疾病的人，在高温季节要尽可能地减少外出活动。

（2）及时补充水分

不要等口渴了才喝水，因为口渴表示身体已经缺水了。最理想的是根据气温的高低，每天喝 1.5 ~ 2 升水。出汗较多时可适当补充一些淡盐水，弥补人体因出汗而失去的盐分。另外，夏季人体容易缺钾，使人感到倦怠疲乏，含钾茶水是极好的消暑饮品。

（3）多吃新鲜蔬果

新鲜蔬菜，如生菜、黄瓜、西红柿等的含水量较高；新鲜水果，如桃子、杏、西瓜、甜瓜等水分含量为 80% ~ 90%，都可以用来补充水分。另外，乳制品既能补水，又能满足身体的营养之需。

（4）保证充足的睡眠

夏天日长夜短、气温高，人体新陈代谢旺盛，消耗也大，容易感到疲劳。充足的睡眠，可使大脑和身体各系统都得到放松，既利于工作和学习，也是预防中暑的措施。最佳就寝时间是 22 ～ 23 点，最佳起床时间是 5 点 30 分至 6 点 30 分。睡眠时注意不要躺在空调的出风口和电风扇下，以免患上空调病和热伤风。

（5）室内注意开窗通风

老年人的居室应常打开门窗通风，但要注意不要久站在穿堂风处，尤其是大汗时，以防感冒。高温天气，上午应关好门窗，减少热气袭人，早晚再打开通风。但是无论是开窗通风还是电扇吹风，风口都不要对准老人，以防受风着凉。

（6）药物预防

外出时随身配备藿香正气水、清凉油、人丹等药物，以防不测。

🔢 中暑时的紧急救护

① 立即将病人移到通风、阴凉、干燥的地方，如走廊、树荫下。

② 使病人仰卧，解开衣领。若衣服被汗水湿透，应

更换干衣服，同时开电扇或空调（应避免直接吹风），以尽快散热。

③ 用湿毛巾冷敷头部、腋下以及腹股沟等处，有条件的话用温水擦拭全身，同时进行皮肤、肌肉按摩，加速血液循环，促进散热。

④ 意识清醒的病人或经过降温清醒的病人可饮服绿豆汤、淡盐水，或服用人丹、十滴水和藿香正气水（胶囊）等解暑。

⑤ 一旦出现高烧、昏迷抽搐等症状，应让病人侧卧，头向后仰，保持呼吸道通畅，同时立即拨打120电话，求助医务人员给予紧急救治。

（高秋云）

冬季安全

勤洗手　　　多运动　　　防感冒

注意防寒保暖，预防感冒

在冬季，老人一定要注意防寒保暖，预防感冒，注意做到以下几点：

①外出做好防寒保暖工作，根据天气情况及时增减衣物。

②根据个人情况，进行适当锻炼。

③一旦发生感冒，要及时就医，按时吃药，不要拖延。

④晚上睡前热水泡脚，水温不宜过高，尤其对于糖尿病患者，因感觉下降易烫伤，时间在 10 ~ 15 分钟为宜。可增加血液循环，对于身体和脚的保暖以及增进睡眠都是很有帮助的。

⑤鞋袜保持干燥，湿了及时更换。穿湿的鞋袜很容易让脚生冻疮，一旦手脚冻伤过，那么在来年，也很容易再次发生冻疮，所以，一定要特别注意。

⑥每年按时到社区医院进行流感疫苗的注射。

▐ 下雪如何防滑？

① 首先雪天穿鞋要讲究，保暖防滑是关键，碎步前行速度要慢。

② 及时清扫门前雪，不让出口结成冰，预防跌倒和摔伤。

③ 假如突然有跌倒，注意避免手腕撑地（因为这种摔倒姿势最容易造成手臂骨折）。若发生骨折，切忌乱揉及乱动，用围巾、木板来帮助，固定好骨折发生处，请求他人的帮助，尽快就医与治疗。

④ 一旦下雪，老人尽量不要在结冰或有雪的路上行走，最好不要出门，出门时要有人陪同，注意拐杖橡胶底是否完好，如果已经磨平，应立即更换。

▐ 防止煤气中毒

煤气中毒即一氧化碳中毒。人吸入一氧化碳后，氧便失去了与血红蛋白结合的机会，使组织细胞无法从血液中获得足够的氧气，致使呼吸困难，迅速发生抽痉、昏迷，两颊、前胸皮肤及口唇呈樱桃红色，如救治不及时，会很快呼吸衰竭和循环衰竭而死亡。

（1）如何预防煤气中毒？

① 检查煤气有无泄漏，安装是否合理，燃气灶具有无故障，使用方法是否正确等。

②冬天取暖方法是否正确，煤气管道是否畅通，室内通风是否良好等。

③尽量不使用煤炉取暖，如使用，必须遵守煤炉取暖规则，安装风斗，切勿马虎。

④热水器应与浴池分室而建，安装热水器的房间应多通风，并经常检查煤气与热水器连接管线的完好。

⑤如入室后感到有煤气味，应迅速打开门窗，并检查有无煤气泄漏或有煤炉在室内，切勿点火或使用手机。

⑥经常擦拭灶具，保证灶具不致造成人体污染，在使用煤气开关后，应用肥皂洗手，并用流水冲净。在厨房内安装排气扇或排油烟机。

⑦一定要使用煤气专用橡胶软管，不能用尼龙管、乙烯管或破旧管子，每半年检查一次管道通路。如发现问题及时联系燃气公司，及时维修。

（2）煤气中毒的急救要点

①立即打开门窗，流通空气，尽快离开中毒环境。

②及时拨打120急救电话，迅速就医。

③有自主呼吸者，及时给予充足氧气吸入。

④如呼吸心跳停止，立即做急性人工呼吸及心脏按压。

（高秋云）

居家防火灾

居家老人家中出现火灾的主要原因

① 居住的房子比较陈旧，线路老化。应及时修理或者更换。

② 易燃杂物的堆积。应及时清理。

③ 抽烟、烧香拜佛引起火宅。应避免躺在沙发或床上抽烟。

社区和街道办事处人员要经常查访孤寡老人、空巢老人，检查有无发生火灾的隐患，防患于未然。

安全用电，注意以下几点

① 家庭电源插座多使用双插头插座，但使用电热器具时（如咖啡炉、电熨斗及烤面包机等），不可同时使用同一插座，以保证安全。

② 耗电量较大之电器，如冷气机、大型电热水器等，应使用独立高负载专用回路，并请电气专业人员装配。

③ 保险丝或无熔丝开关乃针对过负载用电来切断电路而设计，熔断或跳开时，应请电气专业人员了解过负载原因及可能问题，并予修护。

④ 勿将电线置于地毯下方或压在重物下面，造成电线内部铜线断裂产生半断线，导致电流流过半断线时，因电路突然变窄，造成过负载而产生高热发生危险。

⑤ 对于长时间使用的灯具，应经常检视配线绝缘是否有损坏，并清理插头及插座间之尘埃，避免结合水份产生积污导电现象，使得插头分开的电极产生电流结合，发生火花导致火灾。

⑥ 住家重新装潢时，一定要根据用电状况重新配置总用电容量、回路、插座等，并更新所有电线。

⑦ 小心使用烹调炉火，烹调意外发生火灾占火灾原因第二位。切记烹调时不要离开炉火。纸袋等可燃物不可放置在炉火附近或上方，以防止火灾发生。（老年人重点防患，与老年人群记忆力衰退有关）

⑧ 电热毯、电暖气要安全使用。检查电热毯有无折叠处，睡前拔出电源。使用电暖气切记避免在暖气片上放置衣物。

（高秋云）

健康智能监护

　　在医疗资源紧缺的情况下，基于健康物联网的远程智能健康监护为老人的健康照护服务提供了一个有效的方法。通过为老人配备操作简便、数据自动传输的健康监测设备，如无线血压、血糖、血氧、心率、心电、体重、体脂、运动、睡眠等生命体征监测仪，以及具有紧急呼叫、自动定位、用药提醒等功能的智能关怀照护手表，可将老人的健康信息和预警信息实时传递到健康物联网平台，经系统分析评估后，将相关预警、提醒等信息实时传送到医务人员的工作平台和手机上，以及老人子女亲属的手机和电脑上，使医务人员和老人亲属及时了解老人的健康情况，从而提供及时有效的帮助。

　　以下就和润健康物联网提供的老人健康监护和养老关怀服务情况作一说明。

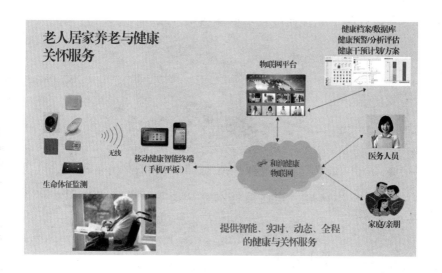

　　常见的家用智能健康监护和居家养老照护设备有以下几款。

（1）腕式无线血压计：监测血压、心率

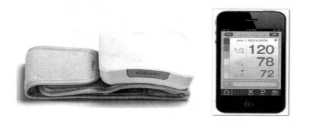

　　将腕式无线血压计戴在左手腕上即可监测被检测者的血压和心率。腕式血压仪对手腕的位置十分敏感，血压仪通过运动传感器提示被检测者找到最佳的手腕位置，从而保证测量的结果准确。

（2）无线血糖仪：监测血糖

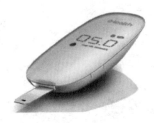

检测者将指血滴在插入血糖仪的血液样本试纸的血液样本区域，当血液样本完全覆盖试纸的血液样本区域后，设备开始倒计数，完成后测试结果就显示在血糖仪屏幕上。

（3）无线血氧仪：监测指标为血氧饱和度、脉率

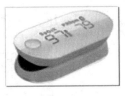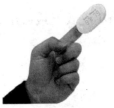

血氧仪夹上手指后即开始测量检测者的血氧饱和度、脉率。血氧饱和度是反映机体内氧状况的重要指标，一般认为血氧饱度正常值应不低于94%，在94%以下被视为供氧不足。

（4）无线体重体脂仪：监测体重、身体脂肪、肌肉含量、BMI 指数

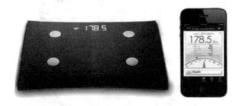

检测者脱去鞋袜，站在体重体脂仪上即可立刻测出检测者的体重、身体脂肪率、身体含水率、肌肉含量、内脏脂肪指数和 BMI 指数（需要预先设置检测者的身高）等多项指标。

（5）运动睡眠腕表：活动追踪、卡路里计算、睡眠监测

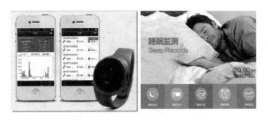

运动睡眠腕表监测穿戴者的计步 / 运动量、卡路里消耗、睡眠质量（深度睡眠还是浅度睡眠），还可设置运动提醒，对于长期伏案工作、运动较少的人士，适当地动动腿、伸伸腰，简单地动静结合，既有益身体健康，又能提高工作效率。

（6）便携式心电监测仪：监测心电图、心率

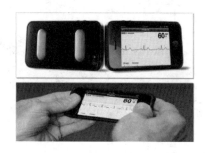

便携式心电监测仪只需在智能手机上加一个"手机壳"，监测时只需要双手手指接触到手机壳后面的金属传感器，便可迅速准确地在手机上显示心电图和心率，监测时间可设置，从30秒到任何时间长度。

（7）照护手表：紧急呼救、实时定位、用药提醒、通话交流等

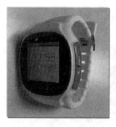 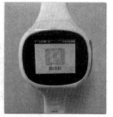

照护手表是一款"可穿戴智能产品"，包括以下功能：

报警：一键式紧急呼叫，跌倒报警，自动定位。

通话交流：可与亲朋、健康管理师随时通话。

定位：GPS定位（室外），WiFi定位（室内）。

健康监测：心率／血压，血糖，体重／体脂，计步。

定时提醒：用药提醒，日常生活提醒等。

信息服务：天气预报，空气质量，简要新闻等。

照护手表特别适合独居老人使用，为老人提供全方位紧急呼救、智能照护和健康监测服务。

以上介绍的几款设备使用方便，老人在家里就可利用这些监护和照护设备随时监测自身的生命体征，数据自动上传到和润健康物联网平台，如发现数据异常即启动分级预警流程，通知医务人员及老人子女亲属提供及时和有效的指导及救助，起到实时预警、预防疾病、及时治疗的作用。每一次测量结果都会保存到老人的和润个人健康档案中。

（金云峰　李奋超）

照护者的自我调整

照护者的压力来源

第一是来自心理上的压力，第二是生理方面的负担，第三则是经济方面的压力。

如何缓解照护者的压力

① 照护者应有爱心、孝心、耐心，作为子女照顾老人是自己的义务，作为家政服务员照顾老人是自己的任务。照料者可能会经历哀伤、负罪感、愤怒、困扰、孤独等情绪变化，注意要及时和亲友交流，必要时积极向家人和医务人员寻求帮助。切记：老人的今天也就是我们的明天。

② 对于有思维及语言能力的老人，照护者应与老人多沟通。

③ 个人的能力毕竟有限，可尽量和家人一起来承担照料责任，不要将所有问题独自承担，要善待自己，要给自己留一点时间，如与朋友聊天、做自己喜欢的事，必要时向有关单位求助（居家养老机构或者社会养老机构）。

④ 保护好自己的身体，照护者要用正确的方法为老人翻身扣背，防止自己腰背部损伤。对于精神异常的老人，照护者要注意保护自己。

⑤ 记住"你是很重要的"。对你自己而言你是最重要的，同时在老人的生活里你也是最重要的人，只有照顾好自己的身体才能更好地照护老人。

⑥ 照护者应适当地学习专业护理知识，可积极参加照料者互助团体，从别人那里学习照料的经验，并可互相交流达到彼此心理疏导的目的。

（高秋云）